COLON
IRRITABLE

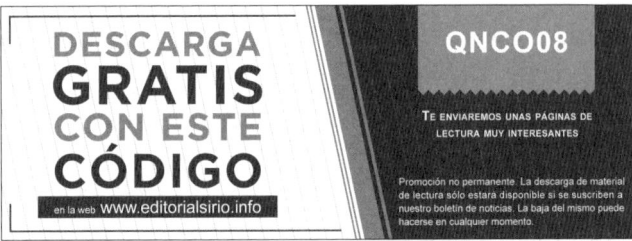

Título original: Reizdarm
Traducido del alemán por Eva Nieto
Diseño de portada: Editorial Sirio, S.A.
Diseño y maquetación de interior: Toñi F. Castellón

© de la edición original
Ennsthaler Verlag (Ennsthaler Gesellschaft m.b.H. & Co KG)
Steyr, Austria

© de la presente edición
EDITORIAL SIRIO, S.A.
C/ Rosa de los Vientos, 64
Pol. Ind. El Viso
29006-Málaga
España

www.editorialsirio.com
sirio@editorialsirio.com

I.S.B.N.: 978-84-17399-15-3
Depósito Legal: MA-499-2019

Impreso en Imagraf Impresores, S. A.
c/ Nabucco, 14 D - Pol. Alameda
29006 - Málaga

Impreso en España

Puedes seguirnos en Facebook, Twitter, YouTube e Instagram.

Cualquier forma de reproducción, distribución, comunicación pública o transformación de esta obra solo puede ser realizada con la autorización de sus titulares, salvo excepción prevista por la ley. Diríjase a CEDRO (Centro Español de Derechos Reprográficos, www.cedro.org) si necesita fotocopiar o escanear algún fragmento de esta obra.

Dirk Schweigler

COLON IRRITABLE

Cómo curar las
intolerancias alimentarias
y otros problemas
digestivos

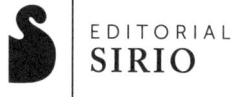

ÍNDICE

Introducción 9
1. Generalidades 13
   Mi propia historia 13
   El misterioso principio causa-efecto 20
   El sistema digestivo 22
   Por fin un diagnóstico: síndrome del colon irritable 26
   ¿Cómo encuentro el terapeuta adecuado? 33
   Aquí hay algo que devolver: posibilidades de reembolso 40
2. Querido paciente: tienes una intolerancia alimentaria.... 47
   Panorámica de las intolerancias alimentarias
   más comunes 53
   Alergia o intolerancia: test de reacciones
   alimentarias adversas 86
   Consejos de alimentación 90
3. En la senda de la curación: diagnósticos y tratamientos .. 101
   Primero lo más importante: el diagnóstico
   por las heces 104
   En resumen: ¿qué puedo hacer ante un análisis
   de heces anómalo? 142
   Heavy metal para el intestino: metales pesados 147
   Fortalecer la potencia digestiva 156
   Agentes patógenos bacterianos, virus y parásitos........... 173
   Enfermedades inflamatorias intestinales
   crónicas: enfermedad de Crohn y colitis ulcerosa 176
   Procedimientos concretos 181

4. Medicina de urgencia 185
    Diarrea... 186
    Estreñimiento... 193
    Ruidos intestinales y estomacales 196
    Flatulencias... 200
Comentario final.. 205
Agradecimientos 207
Notas.. 209
Sobre el autor 211

INTRODUCCIÓN

Los problemas del colon irritable y las intolerancias alimentarias son un asunto delicado. La mayoría de los médicos se encuentran totalmente desorientados y los pacientes se sienten abandonados a su suerte. Por este motivo son muchos los afectados que llevan sufriendo muchos años de odisea médica.

Algo semejante sucedió conmigo: a pesar de que consulté a numerosos médicos sobre mis afecciones (colon irritable e intolerancias alimentarias), ninguno de ellos fue capaz de ayudarme. Me sentí, a la vez, decepcionado y perplejo. Y ahora ¿qué?

Llegado a ese punto, solo disponía de dos opciones: o pasar el resto de mi vida con esas dolencias (con el peligro de que pudieran ir a peor) o buscarme yo solo la curación. Me decidí por lo último, ya que la resignación no era una opción que barajara.

Nuestro bienestar general depende básicamente de nuestra salud corporal, y en el caso de una enfermedad no podemos limitarnos a cambiar partes del cuerpo como si se tratara de repuestos de coche. Ese es el motivo por el que las dolencias físicas no deben ignorarse durante demasiado tiempo. El colon irritable es una de esas señales con las que el cuerpo indica que algo no va bien.

En este punto me gustaría dar ánimos y resaltar el hecho de que el colon irritable y las intolerancias alimentarias no son enfermedades incurables, a pesar de que en ocasiones se quieran presentar así. Existen muchos y buenos ejemplos de pacientes que han superado por completo sus problemas y hoy en día no tienen ningún tipo de afección.

Solo es necesario ayudar al cuerpo justo donde él lo necesita y no es capaz de curarse por sí mismo. No siempre es sencillo descubrir el origen de un problema de salud, porque entran en juego muchas posibilidades. Por eso no puedo darle a nadie la «píldora única y maravillosa» contra las intolerancias alimentarias y el colon irritable.

A pesar de que la anatomía de los órganos y los procesos metabólicos de todos nosotros se parecen mucho, existen, sin embargo, gran cantidad de diferencias individuales. Por ejemplo, cómo reacciona cada ser humano ante un tratamiento. Siempre hay que tener en cuenta esta individualidad: lo que a unos les funciona a la perfección, a otros les puede resultar totalmente inútil. Por ello es importante contar con un gran repertorio de diagnósticos y tratamientos para, a partir de ellos, poder elegir de la «caja de herramientas» el remedio más adecuado. Si alguien quiere ser activo por sí mismo, precisará de muchas informaciones fundadas y amplias para tomar las decisiones adecuadas.

Yo espero poder ayudar con este libro a los numerosos afectados que quieren tener bajo control su propio destino. En él está contenido mi propio tesoro de experiencias que he ido reuniendo a lo largo de los años y ampliando de manera constante.

Los conceptos terapéuticos aquí detallados proceden básicamente de la medicina naturista. En un primer plano aparece la búsqueda, con ayuda de laboratorios acreditados, de las causas de la enfermedad. Gracias al enorme desarrollo científico alcanzado en los últimos años, hoy en día se pueden analizar muchos valores intraorgánicos con los que poder descubrir la causa de las dolencias o bien obtener nuevas posibilidades de enfoque para otros tratamientos. Desgraciadamente, muchas de estas posibilidades son poco conocidas y los mismos médicos las aprovechan en muy raras ocasiones.

En estas páginas me voy a concentrar en las intolerancias alimentarias que se presentan a lo largo de la vida. Son, con mucha diferencia, los casos más habituales. No se tendrán en cuenta las intolerancias de origen genético o las intoxicaciones causadas por alimentos. Casi todos los productos que recomiendo aquí los he utilizado yo mismo y son de una gran calidad. Sin embargo, mis recomendaciones solo pueden servir como ayuda orientativa.

Como no estoy contratado por ninguna empresa o institución ni adherido a ninguna tendencia médica, todos los conceptos de diagnosis y tratamientos los he elegido con total independencia. Solo se hacen recomendaciones de medidas que han probado su eficacia en muchos de los afectados.

Para el éxito de la curación en el caso del colon irritable y las intolerancias alimentarias, lo realmente importante es la obtención de una serie de diagnósticos y la aplicación de la terapia correspondiente. No se trata de tomarnos algo tan solo con la esperanza de que «quizá pueda ayudarme de alguna forma». El enfoque de este libro se centra en la curación a largo plazo y no de cómo «vivir con eso».

Deseo que, en tu camino a la curación, puedas superar de la mejor manera posible los peores momentos y no pierdas el valor y el ánimo cuando sufras algún revés. Una enfermedad también puede ser una posibilidad fantástica para superarte a ti mismo.

1
GENERALIDADES

MI PROPIA HISTORIA

Como es frecuente que ocurra con las intolerancias alimentarias, en mi caso también se desarrollaron de forma lenta pero en un proceso continuo. En su estadio inicial no se consideraron demasiado problemáticas puesto que aún podía soportar bien los síntomas, que solo se insinuaban paso a paso. Pero con el transcurso del tiempo se hicieron cada vez más intensos, por lo que aumentaron también los padecimientos.

Puesto que se trataba de intolerancias alimentarias y problemas digestivos, me dirigí a un experto en este campo: un gastroenterólogo. En una charla muy corta afirmó que mis dolencias eran relativamente normales («Tienes que vivir con eso») y me recomendó una colonoscopia; como no dio resultados anómalos, me dijeron que estaba sano, algo que, por desgracia, no se correspondía en absoluto con mi parecer y mi estado.

Puesto que, según el médico, yo estaba verdaderamente «sano», soporté los síntomas otros tres años más, hasta que contacté con una naturópata, que me dedicó mucho más tiempo y, sobre todo, me tomaba en serio. Eso, para mí como paciente, ya fue un gran logro. Con una prueba Pro Immun M, gracias a los anticuerpos de inmunoglobulina G (IgG) de la sangre, se determinó ante qué alimentos reaccionaba mi cuerpo, por lo que en el marco de una dieta de exclusión, tuve que prescindir de ellos durante cierto tiempo. A continuación me realizaron varios lavados intestinales (hidrocolonterapia) y, como última medida, me prescribieron bacterias intestinales. El plan era realmente convincente, pero tras finalizar el tratamiento tuve que admitir que no había tenido éxito. No hubo ninguna mejoría.

Más adelante, durante una estancia en la India contacté con varios médicos ayurvédicos, así como con homeópatas. Por suerte, los costes en la India se pueden asumir, pero allí tampoco supieron ayudarme y, además, sufrí varias infecciones gastrointestinales. Mi muy deteriorado sistema digestivo recibió el golpe de gracia. La selección de alimentos que podía tomar sin problemas se redujo a unos seis u ocho. Lo único «positivo» de esa situación fue que mis padecimientos se volvieron tan intensos que me vi obligado a tomar medidas para volver a sentirme sano y en forma.

De vuelta a mi país, lo primero que hice fue acudir a un médico de atención primaria. Respecto a la intolerancia alimentaria, se encontró totalmente perdido, hasta el extremo de aconsejarme que tomara frecuentemente infusiones de hinojo, anís y comino. A continuación, en una clínica me realizaron un test de aliento H_2 para fructosa y lactosa (el azúcar de la fruta y la leche, respectivamente). El resultado en ambos casos fue negativo: en teoría, podía consumir productos lácteos. Pero en la práctica sabía perfectamente que los toleraba mal. Aun cuando a través de esta prueba se hubiera detectado una intolerancia a la lactosa, el médico no fue capaz de dar un paso adelante en cuanto a mi pregunta más importante: «¿Qué puedo hacer para estar libre de dolencias?».

Después surgió la idea de que podría tener parásitos en el intestino que fueran los responsables dc mis problemas. Así que mi médico de cabecera me realizó un examen de parásitos. Básicamente encontró uno solo, el denominado *Giardia lamblia*, que se trata normalmente con antibióticos. En los análisis posteriores se descubrió que el parásito había desaparecido, pero que nada había cambiado en cuanto a mis intolerancias alimentarias. Después de encontrar el parásito, supuse que estaba en la senda adecuada y fui a un centro médico para que me examinara un gastroenterólogo. Me dijo lo siguiente: «Bueno, al parecer, usted no tiene... —y, cuando esperaba que pronunciara el nombre de un peligrosísimo parásito asesino, siguió—: ... colon irritable». Los análisis no mostraban ningún tipo de irregularidad. Así que, sobre el papel, estaba perfectamente sano y podía irme.

La siguiente parada fue de nuevo ante un naturópata. Tenía la teoría de que casi todos sus pacientes con intolerancias alimentarias padecían una digestión débil y que había que volver a fortalecer los órganos digestivos, para lo que me prescribió medicamentos de apoyo para el estómago, la vesícula biliar y el páncreas. Teóricamente todo iba en la dirección correcta y cuatro meses después acabé el tratamiento. Fue totalmente ineficaz y, además, me costó una cantidad nada desdeñable de dinero. El gran inconveniente de este enfoque del tratamiento fue que de antemano no se llevó a cabo una diagnosis adecuada para averiguar dónde estaba realmente el problema.

Lo más importante que aprendí: necesitaba un terapeuta acostumbrado a buscar y encontrar la causa individual de la enfermedad y que no utilizara la misma terapia estándar con todos sus pacientes.

Entretanto mi motivación se había frenado un poco, pero no tenía otra opción. Mi siguiente etapa me llevó al *Institut für Nahrungsmittelunverträglichkeiten* (Instituto de Intolerancias Alimentarias) de la ciudad de Hamburgo. El tratamiento que ofrecían se basaba en la reprogramación del sistema inmunitario, de tal forma que los alimentos que no se toleraran no fueran tratados como «enemigos». En mi caso fue una desensibilización para la fructosa, el azúcar, la leche y algunos productos más. Pero, desgraciadamente, esta terapia tampoco me aportó ninguna mejoría.

Después lo intenté con una terapeuta de la medicina tradicional china. Tampoco pudo ayudarme. Me pareció muy correcto por su parte que me lo dijera abiertamente en lugar de tratarme «de algo».

Este maratón médico que recorrí es algo que conocen muchas personas afectadas por intolerancias a los alimentos o colon irritable. Sin embargo, como ya he comentado, la opción nunca es abandonar. Tras unos cuatro años de búsqueda incansable tuve, por fin, la suerte de dar con los profesionales adecuados. Igual que había hecho con los médicos anteriores, me dirigí a ellos con la misma descripción de mis problemas.

Su propuesta fue la de proceder a un análisis de heces para ver qué es lo que no funcionaba correctamente en mi aparato digestivo. El sorprendente resultado fue que tenía una inflamación masiva de la mucosa intestinal, que mi intestino se había vuelto permeable y que el sistema inmunitario mostraba una reacción muy intensa (ver «Primero lo más importante: el diagnóstico por las heces», en el capítulo tres).

A base de un tratamiento eficaz, la inflamación se curó por completo (ver «El síndrome del intestino permeable», en el capítulo tres) y mi sistema inmunitario intestinal se tranquilizó de nuevo. Podía volver a comer alimentos que antes no toleraba. Pero observé que debía hacer algo más.

Gracias a la búsqueda intensiva por Internet que había realizado a lo largo de los años, me topé con el hecho de que los metales pesados jugaban un papel decisivo en muchas personas afectadas. Me realicé los correspondientes análisis y descubrí que mi organismo presentaba niveles muy elevados de metales pesados. El proceso de eliminación duró un tiempo, pero fui notando que poco a poco disminuían mis intolerancias alimentarias.

En general, las terapias con el naturópata fueron tan eficaces que **prácticamente puedo comer de todo**. No fue casualidad que encontrara la solución a estos complejos problemas a base de colaborar con mi terapeuta. Cada vez que llegábamos a un punto en que la solución A no daba el resultado esperado, pensaba en una solución B, y si esta tampoco servía, en muy poco tiempo ponía en marcha la propuesta C. Tenía una gran predisposición a aprender de, y con, sus pacientes.

Y precisamente son estas las características de un terapeuta que, en mi opinión, suponen la diferencia decisiva para conseguir que alguien se cure o no lo haga (ya sea de una intolerancia a los alimentos o de cualquier otro tipo de enfermedad). Está claro que un tratamiento estándar para aplicar a cualquier paciente es imposible en el caso de patologías con distintas causas.

Con esta detallada descripción de mi búsqueda a lo largo de los años he querido mostrar, sobre todo, que el camino hacia la curación no es precisamente sencillo, y que a lo largo de ese camino surgen numerosas dificultades. Pero, en vista de las óptimas posibilidades de diagnóstico y tratamiento existentes, está claro que las intolerancias alimentarias se pueden curar.

Yo mismo he intentado encontrar la solución a través de la medicina clásica, la naturista, el ayurveda y la medicina tradicional china. En mi caso fue la naturista la que me condujo a la solución adecuada. Quizá en otro tipo de enfermedades sea otro el sistema de medicina que posibilite la curación.

Lo más importante de todo es caminar libre de ideas preconcebidas y tener en cuenta TODAS las posibilidades de solución que existen. En un mundo tan interconectado como el actual tenemos muchas posibilidades para utilizar lo mejor de cualquier orientación médica. ¡Tan solo hay que estar dispuesto a hacerlo!

Hablando con otros afectados me llamó la atención que algunos preferían sufrir durante toda su vida antes que renunciar al dogma de que solo hay un sistema médico adecuado. Sería penoso que tal actitud mental interna se opusiera a la curación del cuerpo y quedaran sin utilizar muchos y muy buenos tratamientos alternativos.

He gastado mucho tiempo y dinero en medidas que realmente no me llevaron a nada. Sin embargo, este despliegue fue muy valioso ya que la salud es la condición previa más importante para la satisfacción vital, la capacidad de rendimiento y una buena calidad de vida. Y aunque es frecuente que en cumpleaños y demás acontecimientos nos deseemos mutuamente tanto salud como bienestar, lo primero que debe aprender cada uno, y ha de hacerlo por sí mismo, es a apreciar adecuadamente la salud cuando la ha perdido.

EL MISTERIOSO PRINCIPIO CAUSA-EFECTO

A primera vista, el principio causa-efecto no tiene una especial relevancia para el tema de las intolerancias alimentarias. Pero, si se observa más de cerca, se comprueba que existe una relación muy estrecha: este principio es el fundamento más importante sin cuya aplicación no es posible llegar a la curación. Existe una gran diferencia entre un tratamiento cuyo único objetivo es la ocultación de los síntomas y otro que se dirija directamente a la causa, es decir, que tenga por misión la total eliminación del desencadenante de los problemas.

Este principio se entiende mucho mejor con la ayuda de un ejemplo. Supongamos que una persona sufre desde los dieciséis años una neurodermatitis. Le prescriben una pomada contra los picores, que el paciente se aplica todas las noches y con el paso del tiempo se gasta mucho dinero en dichas pomadas. ¡En cuanto deja el tratamiento la neurodermatitis regresa al instante!

La persona sabe que tendrá que usar la pomada, con el consiguiente gasto, durante toda su vida. Como no quiere aceptarlo, se dirige a otro médico que, por fin, encuentra la causa de sus males. El médico le prescribe otro tratamiento, la neurodermatitis desaparece por completo y el paciente no vuelve a necesitar la pomada.

En el caso de las intolerancias alimentarias sucede exactamente lo mismo. Para posibilitar la curación hay que descubrir, por encima de todo, cuál es el verdadero origen del problema.

La mayoría de las veces el paciente puede reconocer, por sí mismo y de forma inequívoca, los síntomas: flatulencias, diarrea, estreñimiento, cansancio después de comer, etc. Si utiliza medicamentos solo para eliminar esos síntomas, los problemas regresarán tan pronto como deje de tomarlos. Por el contrario, cuando se ataca directamente a la causa, los síntomas pueden desaparecer a largo plazo. Si la causa se ignora durante un espacio de tiempo más largo, incluso pueden aparecer más problemas.

La pregunta más importante para determinar si realmente se deben tratar las causas o basta con eliminar los síntomas es la siguiente: «¿Regresan las molestias tan pronto como dejo de tomar el medicamento?».

Las cosas son muy distintas cuando, por ejemplo, un peatón se rompe una pierna en un accidente de tráfico. La causa es que el coche ha atropellado al peatón. El síntoma es la pierna rota. Ya que en este caso la causa solo dura un breve (aunque dramático) espacio de tiempo, aquí no hay que buscarla, sino únicamente poner en primer plano la curación de los síntomas (es decir, la pierna lesionada).

Sin embargo, cuando la causa se mantiene (lo que suele suceder en el caso de las intolerancias alimentarias y el colon irritable), también lo hacen los síntomas, que solo desaparecen cuando la causa se ha eliminado por completo. Estos contextos son lógicos y comprensibles. Pero fíjate en lo que te rodea día a día y observa cuál es el médico que, a la hora de tratar una intolerancia alimentaria, mantiene este principio buscando un prolongado éxito en la curación.

Aun cuando el principio causa-efecto sea excesivamente teórico, si se entiende y utiliza de forma adecuada es posible ahorrarse mucho tiempo, energía y también el dinero que, en caso contrario, habría que invertir en tratamientos erróneos. Mi recomendación: cualquier tratamiento debería abordarse desde el inicio siguiendo este principio primordial.

EL SISTEMA DIGESTIVO

Tal como ya he mencionado, en un primer momento tenemos que buscar las causas de las intolerancias alimentarias. Los alimentos recorren siempre todo nuestro tracto digestivo, y en ese camino se van dividiendo en partes independientes. Por ello es obvio que en el caso de pacientes con colon irritable e intolerancias alimentarias existen problemas en los órganos de la digestión que, en consecuencia, deben examinarse a conciencia.

En algunos casos, la causa de las dolencias puede ser una **enfermedad sistémica** o **una intoxicación**, que pueden dificultar gravemente importantes procesos orgánicos (como, por ejemplo, el metabolismo).

El sistema digestivo está organizado como una cadena en la que se ensamblan firmemente unos procesos por separado que, a su vez, son mutuamente dependientes. Lo más decisivo en este proceso es que los órganos de digestión del final de la serie son los responsables de que los elementos situados por delante en la cadena realicen perfectamente su trabajo. En caso de que los órganos digestivos superiores trabajen de forma defectuosa, será el intestino, como último eslabón de la cadena, el que sufra las consecuencias.

Cuando, por ejemplo, una persona come muy deprisa porque a continuación tiene una cita importante, o porque comer rápido se haya convertido en una costumbre, la ingesta de alimentos finaliza en muy corto espacio de tiempo. Para el cuerpo comienza un duro trabajo. Esa comida tragada a toda prisa no ha dado lugar a que el alimento se haya triturado de forma suficiente, por lo que llega al estómago en trozos muy grandes. Además, el bolo alimenticio llevará poca saliva. En la saliva se encuentran enzimas muy importantes que, ya desde la boca, nos ayudan a descomponer ciertos componentes del alimento (en especial los almidones). Por ello los órganos de digestión de la persona que come rápido deben trabajar mucho más que aquellos de quienes comen con tranquilidad y mastican bien. Si, además, el páncreas funciona mal y produce pocas enzimas digestivas, el intestino se verá totalmente sobrecargado de trabajo.

Por desgracia, el intestino no puede ignorar los alimentos que hayan sufrido una escasa predigestión. Su misión es subdividirlos en sus componentes más pequeños que puedan ser absorbidos por el torrente sanguíneo. Si todos los órganos digestivos funcionan bien (y la masticación ha sido adecuada y suficiente), esa subdivisión es poco costosa para el intestino. Si eso de engullir a toda velocidad es una circunstancia excepcional, el cuerpo es capaz de superarlo. Sin embargo, si tal actitud se convierte en lo normal, se estarán haciendo previsibles gran cantidad de síntomas, entre ellos un empeoramiento a largo plazo de la flora intestinal.

A continuación describo la función de cada uno de los órganos digestivos:

- **Boca**: la masticación desmenuza el alimento y le añade saliva, que descompone los almidones (carbohidratos).
- **Estómago**: el bolo alimenticio se amasa gracias a los músculos. Las proteínas se separan con la ayuda del ácido clorhídrico y la enzima pepsina.

Una vez que el alimento está lo suficientemente elaborado, se abre un esfínter al final del estómago.

- **Vesícula biliar y páncreas**: en el hígado se forma la bilis, que posteriormente se almacena en la vesícula biliar. Sirve para digerir las grasas y, cuando se necesita, se aporta al duodeno. El duodeno también está conectado con el páncreas, que

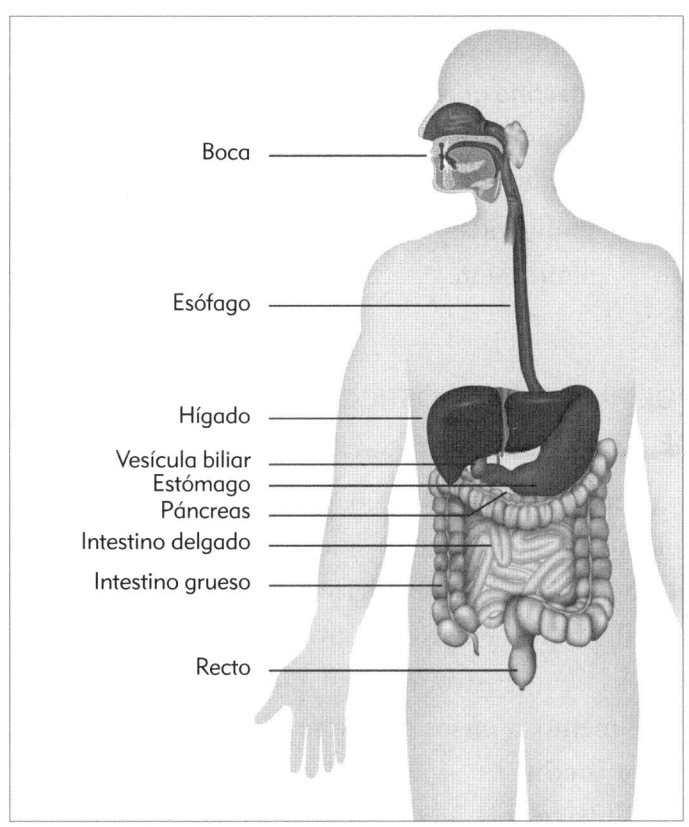

Figura 1. Los órganos digestivos

produce enzimas para la digestión de grasas, carbohidratos y proteínas.
- **Intestino delgado**: aquí se produce la importante transición de los componentes alimenticios a la sangre (absorción). El alimento se sigue digiriendo y se descompone en sus partes más pequeñas. Los almidones y las proteínas se reabsorben en la sangre a través de las paredes del intestino delgado, mientras que las grasas son asimiladas a través de los vasos linfáticos.
- **Intestino grueso**: el bolo alimenticio pierde agua y se espesa.
- **Recto**: en él se acumulan los restos de comida no digerida para, a continuación, proceder a su eliminación.

POR FIN UN DIAGNÓSTICO: SÍNDROME DEL COLON IRRITABLE

En una gran parte de los pacientes que sufren de intolerancias alimentarias y dolencias digestivas se plantea el diagnóstico de «colon irritable». Bajo esos términos se reúnen frecuentemente diversos signos de enfermedad del tracto gastrointestinal que está en conexión con los alimentos y en los que no se constatan modificaciones orgánicas.

Entre estos signos patológicos encontramos, por ejemplo, la diarrea, el estreñimiento, la flatulencia y los dolores de estómago así como otros síntomas que están provocados por determinados alimentos. El síndrome del colon irritable es, por tanto, una categoría superior para diversos problemas de estómago e intestino. Muchos pacientes que han informado sobre sus experiencias con este problema en foros de Internet suelen acumular innumerables visitas a médicos hasta dar con el diagnóstico final.

En la medicina convencional hasta la fecha no hay ningún tratamiento para la curación del síndrome del colon irritable. Solo se pueden disminuir o suprimir los síntomas, pero vuelven a aparecer cuando se deja de tomar el medicamento.

Por poner un ejemplo, para acabar con las flatulencias hay ocasiones en que se prescribe un carminativo que disuelve las burbujas de aire del intestino. De esa forma, el paciente queda libre de molestias. No obstante, cuando los gases se producen a través del proceso de fermentación en el intestino, el carminativo solo actúa contra los ya existentes, pero no lo hace a largo plazo contra el proceso de fermentación. Si en algún momento se deja de utilizar el remedio, vuelven a entrar en escena porque la fermentación se mantiene de forma natural.

Estas relaciones parecen realmente sencillas y lógicas. El mayor reto consiste en saber por qué se pone tan poca atención, o se ignora completamente, la diferencia entre **la supresión de los síntomas** y la importantísima

lucha contra las causas en el día a día del tratamiento. En la medicina tradicional el colon irritable se ha tratado de forma muy reticente: hasta la fecha casi no existen estudios que arrojen luz sobre sus causas ni hagan patente un tratamiento adecuado. El motivo por el que este tema sea tan poco conocido no sirve en absoluto de ayuda a los afectados. Sobre todo cuando alguien, como paciente, está obligado a vivir a diario con molestias y síntomas.

En los siguientes capítulos ya no diferenciaré de forma explícita entre colon irritable y las intolerancias alimentarias, puesto que ambas afecciones suelen ir juntas y tienen unas causas muy parecidas. Las denominadas posibilidades de diagnosis y usos terapéuticos sirven tanto en el caso de pacientes con intolerancias alimentarias como en los que padecen colon irritable.

El diagnóstico «colon irritable» solo indica, en su significado literal, que el colon sufre una irritación. La consiguiente pregunta, «¿por qué se irrita?», nos lleva al núcleo del problema. La respuesta es distinta en cada uno de los afectados. Como ya he indicado anteriormente, el intestino es el último y más llamativo eslabón de la cadena digestiva. Según las circunstancias, debe pagar por todas las debilidades de lo que no funciona en la cadena antes que él.

Por lo tanto es obligatorio hacerse un planteamiento completo de todos los órganos digestivos así como de todos los procesos corporales para poder contestar a la pregunta: «¿Por qué tengo el intestino irritado?».

En la figura 2 se muestra la cadena de causas reales, con las enfermedades que surgen como secuelas y las reacciones alimentarias adversas que aparecen hasta llegar a los síntomas. De esa forma, cada uno de los eslabones siempre depende de sus predecesores.

En el caso de las intolerancias alimentarias la mayoría de las veces solo se notan los síntomas corporales (figura 2, «Síntomas»), que son la parte «visible» o «audible» de la cadena, y en ocasiones solo se les presta atención a ellos (con carminativos contra los gases, antihistamínicos para los picores de la piel, o bien inhibidores del peristaltismo para la diarrea). Aun cuando nos esforcemos en la lucha contra los síntomas, nunca desaparecerán mientras la causa siga estando allí.

Algo semejante sucede con los alimentos que no se toleran (figura 2, «Intolerancias alimentarias/Colon irritable»). Mientras se eviten, casi siempre se está libre de síntomas. Sin embargo, esta medida no funciona con todo el mundo. La causa sigue presente y muchos de los afectados pueden desarrollar, con el paso del tiempo, más reacciones adversas o incluso sufrir otros síntomas.

Hasta que la causa de las dolencias se elimine por completo del cuerpo, nada se modifica en cuanto a las intolerancias y los síntomas desagradables. O, dicho de otra forma, si desaparecen las causas, como en un efecto dominó, también desaparecen las afecciones y los síntomas.

1. CAUSAS
- Ingesta de antibióticos
- Contaminación por metales pesados
- Ataque de virus/parásitos
- Insuficiencia pancreática
- Ingesta de medicamentos, etc.

⬇ Se desarrolla...

2. INTOLERANCIAS ALIMENTARIAS / COLON IRRITABLE
- Intolerancia a la lactosa
- Sensibilidad al gluten
- Intolerancia a la fructosa
- Intolerancia a la histamina
- Trastornos digestivos, etc.

⬇ De donde se derivan...

3. CONSECUENCIAS
- Infestaciones de cándida
- Permeabilidad de la mucosa intestinal
- Desequilibrio de la flora intestinal
- Inflamación del intestino, etc.

⬇ Los problemas se manifiestan como...

4. SÍNTOMAS
- Flatulencias/diarrea
- Cansancio después de comer
- Picores en la piel
- Ruidos intestinales/dolores de estómago
- Dolores de cabeza, etc.

Figura 2. Conexión entre causas y síntomas provocados por el colon irritable y las intolerancias alimentarias

En algunos casos la causa de las dolencias solo se da en ocasiones excepcionales (por ejemplo, en caso de tomar antibióticos). Después solo deben remediarse las consecuencias (como puede ser un trastorno de la flora intestinal).

Unas posibles causas de colon irritable o intolerancias alimentarias podrían ser:

- Contaminación por metales pesados («*Heavy metal* para el intestino: metales pesados», en el capítulo tres).
- Toma de antibióticos.
- Infecciones («Agentes patógenos bacterianos, virus y parásitos», en el capítulo tres).
- Debilidades de los órganos digestivos superiores (estómago, vesícula biliar, páncreas, ver «Fortalecer la potencia digestiva», en el capitulo tres).
- Ingesta de medicamentos (a largo plazo).
- Cambios hormonales.
- Alergias (incluidas reacciones pseudoalérgicas).
- Intensas cargas emocionales/estrés.
- Defectos enzimáticos.
- Predisposición genética.

Un aspecto importante en lo relativo al colon irritable es la mente. El intestino está tapizado por muchos millones de neuronas en conexión directa con el cerebro. Esta enorme cantidad de células nerviosas le ha otorgado al intestino la apelación de «segundo cerebro». Por eso, ante un tratamiento contra el colon irritable, siempre hay que tener muy en cuenta la situación mental del paciente.

No resulta extraño que, debido una carencia de posibilidades de tratamiento, al afectado se le haya dicho que su enfermedad puede ser psicosomática o, aún peor, que se imagina los problemas.

Está claro que en el corto espacio de tiempo que dura la anamnesis,* el medico no puede valorar el umbral de tolerancia de un paciente frente al estrés psíquico y cómo puede este afectar a su intestino. Por desgracia, esta dependencia tampoco se puede estimar de forma objetiva por medio de un aparato de medición. Por tal motivo, lo realmente importante es verlo todo de la forma más realista posible y descubrir si la situación mental puede ser responsable de los problemas digestivos y de qué manera actúa.

Puede servir de ayuda observar la propia digestión en distintas situaciones vitales. ¿Aparecen menos problemas en las vacaciones o en fases de relajación? ¿Qué efecto tiene un intenso estrés sobre los problemas actuales? Naturalmente, con este análisis no se puede encontrar una respuesta clara y precisa. Pero es posible sondear la forma de incluir la mente en el concepto del tratamiento. Cuando, por ejemplo, un paciente se

---
* Información aportada por el paciente y por otros testimonios para confeccionar su historial médico.

encuentra sometido a un estrés prolongado, y este estrés implica una gran sobrecarga para el intestino, cualquier tratamiento en el plano corporal, por bueno que sea, no va a llevar consigo una mejoría notable a largo plazo.

También es decisivo no limitarse a tratar las dolencias como psicosomáticas cuando está claro que la responsabilidad reside en causas realmente físicas. Y ya existen suficientes causas físicas que tomar en consideración en lo que respecta al colon irritable.

¿CÓMO ENCUENTRO EL TERAPEUTA ADECUADO?

Uno de los factores más importantes en la senda de la curación es la elección del terapeuta adecuado. Él va a ser quien determine lo que se va a analizar, los pasos que se van a dar y los medicamentos que se van a prescribir; como interlocutor y persona de confianza, siempre estará a tu lado. La elección del terapeuta nunca debe dejarse a la casualidad ni tomarse precipitadamente.

A la hora de elegirlo no debe resultar prioritario si tiene su consulta cerca de tu propio domicilio o si el tratamiento te va a resultar gratuito. Lo principal es que nos pueda ayudar y que a lo largo del proceso se terminen tus problemas digestivos. Sería un enorme derroche de tiempo y esfuerzo aceptar un tratamiento que pueda durar años, aunque sea gratuito, pero que no te suponga ninguna mejoría palpable.

Por tanto, tómate el tiempo necesario para encontrar un buen profesional en lugar de dirigirte al mejor médico que tengas a la vuelta de la esquina. Los costes adicionales la mayoría de las veces suelen valer la pena si de esa forma rebajas el tiempo del tratamiento.

Tampoco es decisivo que el terapeuta disponga de un título académico. Es poco importante que pueda expresarse de forma culta y científica o que gestione tus síntomas con agrado y amabilidad. Lo único importante es que sea capaz de implicarse en tu curación.

En el peor de los casos puede suceder que un terapeuta, durante el desarrollo y la búsqueda de alternativas, rechace a un paciente. Esto sucede, por ejemplo, con expresiones como: «Contra su colon irritable no se puede hacer NADA», en lugar de decir, con toda honestidad: «Yo no puedo hacer nada contra su colon irritable». La primera expresión señala que ese colon irritable se encuentra en un estado irreversible e irreparable. Y que eso no es cierto lo demuestran muchos pacientes que han tratado con éxito sus problemas.

Otro ejemplo de despilfarro de recursos son esos tratamientos prolongados durante años con terapeutas que siempre hacen «algo», pero nunca es lo correcto. Si te encuentras con uno de estos terapeutas, es el momento de buscar otros caminos. De lo contrario solo gastarás tiempo y dinero sin llegar a acercarte al objetivo (que es la curación).

Para encontrar un terapeuta adecuado existen varias posibilidades. Una opción sencilla y lógica es preguntar en tu círculo de conocidos. Otra variante muy eficiente es la utilización de un **portal de valoración para médicos y terapeutas** de Internet.

Naturalmente, no puedes tener la seguridad de si un terapeuta es el adecuado o si su tratamiento puede ser óptimo para tu caso individual. Pero al menos tendrás un punto de partida y podrás acortar la búsqueda.

Aun cuando los portales de valoración están sometidos a muchas críticas (se los acusa de solo perseguir intereses económicos), sin ellos muchos pacientes no tendrían más que el nombre, el título y la dirección de algunos médicos o terapeutas. Y estos criterios dicen bien poco en cuanto a la calidad del tratamiento. En los portales de valoración se pueden leer reseñas de las experiencias que han tenido otras personas afectadas.

Una vez que ya has encontrado a un terapeuta, no debes temer preguntarle por los métodos de tratamiento que suele utilizar para las intolerancias alimentarias. Así obtendrás una primera impresión sobre su forma de abordar los problemas. En ocasiones, en Internet ya se indica algo de su gama de prestaciones, y eso también te puede facilitar la elección. El tipo de tratamiento y los pagos que debes realizar es algo que tienes que acordar de antemano si quieres evitarte sorpresas o disgustos.

Independientemente de quién vaya a ser el profesional encargado del tratamiento, siempre debes **disponer**

de tus propios informes médicos (al menos una copia de ellos). De esa forma, una vez en tu casa, podrás echar un vistazo a las valoraciones diagnósticas e indagar con toda la tranquilidad del mundo. Y lo que también es importante, puedes llevarlos directamente a tu futuro terapeuta. Aun cuando algunos consultorios ponen ciertas dificultades a la entrega de los informes, se trata de un derecho del paciente y un buen profesional no debería tener problema en hacerlo. Si, por el contrario, se negara a entregarte la documentación, no cedas e insiste en tus derechos, y plantéate la conveniencia de continuar el trabajo con él.

El tratamiento de intolerancias alimentarias con un **naturópata** ya no es algo fuera de lo común. A pesar de que *naturópata* es un término oficial, yo personalmente distingo entre los que trabajan con materia sutil/etérea (homeópatas) y los que predominantemente funcionan en el ámbito del material tosco/terrenal (médicos naturistas). Los primeros utilizan habitualmente medicamentos que actúan en planos no materiales, es decir, energéticos. Los segundos engloban todo lo que es materialmente perceptible y puede ser medido. Ninguna línea de actuación es mejor o peor que la otra. Solo debes ser consciente de las diferencias y encontrar el método que sea mejor para tu caso en particular.

Como ya comenté al principio, yo personalmente tuve muy buenas experiencias con la medicina naturista en el tratamiento de mis intolerancias alimentarias.

No ignoro que existen muchos prejuicios contra tales métodos y contra la medicina naturista en general, y en parte también lo entiendo. Pero últimamente se ha perseguido cualquier solución que pudiera suponer una posibilidad de curación a largo plazo. Y en tal caso, lo que resulta absolutamente indiferente es la orientación médica de donde provenga tal solución.

En conversaciones con otros afectados que hasta la fecha no han encontrado una curación, me he dado cuenta en ocasiones de que la clasificación de los sistemas médicos «correctos» y «equivocados» está por encima de todo, en especial de cualquier tipo de razonamiento. Con esto me refiero a que son muchos los que aparentemente creen que solo existe una, y solo una, orientación médica.

Si para un paciente resulta ser más importante este punto de vista que la posibilidad de encontrar un camino para la curación, con ello solo se estará perjudicando a sí mismo y sufrirá dolores y molestias casi como signo de su propia estrechez de miras.

En ocasiones, al referirse a la efectividad de un medicamento se argumenta que deberían existir suficientes **estudios basados en la evidencia** antes de poder prescribirlo. Las investigaciones médicas tienen muchas ventajas, en especial porque a la hora de valorar la eficacia del producto se intenta incluir la mayor cantidad posible de factores influyentes, por ejemplo por medio del diseño de estudios doble ciego y aleatorios.

Sin embargo, la medicina basada en la evidencia también tiene sus desventajas. Por una parte, los costes son muy elevados si se desea financiar unos estudios que sean fiables y representativos. Sobre todo porque en el ensayo debe participar una cierta cantidad mínima de individuos. La mayoría de las veces los pequeños fabricantes no cuentan con los medios económicos suficientes y, en consecuencia, no pueden patrocinar estudios detallados y amplios sobre un determinado medicamento.

Un aspecto determinante es, además, el patrocinador de un estudio. Recuerdo perfectamente un artículo de prensa que citaba una investigación que se refería al chocolate como el medio adecuado para conseguir una piel perfecta. Los investigadores encontraron las más variadas correlaciones positivas y todo estaba fundamentado de forma correctamente científica. Yo ya estaba dispuesto a aceptar como ciertas todas las correlaciones hasta que, al final del artículo, leí que el estudio estaba financiado por uno de los mayores fabricantes mundiales de chocolate.

Está claro que nadie se gasta una fortuna para financiar un estudio demostrativo de que su producto no sirve para nada... Por tanto, este estudio se ocupó, desde el primer momento, de que el resultado afirmara la certeza de los maravillosos efectos del chocolate. Los investigadores solo debían ocuparse de que aquello quedara demostrado de un modo científico. De no encontrar ningún efecto positivo, con seguridad el estudio no se habría publicado.

Yo, personalmente, he trabajado durante varios años en distintos estudios médicos y estoy en disposición de evaluar las ventajas y los inconvenientes de la medicina basada en la evidencia. Los estudios médicos pueden representar un instrumento muy útil, pero solo si se realizan con total independencia y, ya desde el principio, están abiertos a cualquier tipo de resultado. Es correcto utilizar los conocimientos evidenciados en un estudio, pero, naturalmente, tampoco está nada mal confiar de vez en cuando en conocimientos que tienen siglos de antigüedad. Aunque desde hace ya algún tiempo realicemos investigaciones para comprobar la efectividad de medicamentos y terapias, no debemos permitirnos el lujo de tirar por la borda o considerar inútiles las experiencias de muchas generaciones.

Por mi parte, dirijo mi atención al completo tanto a la medicina naturista como a la convencional. Es realmente fascinante todo lo que ha conseguido. Hoy en día tenemos a nuestra disposición la mejor asistencia médica de toda la historia de la Humanidad. Se pueden realizar operaciones a corazón abierto o aplicar un tratamiento de láser en los ojos con precisión milimétrica. Lo que resulta aún más sorprendente es que la medicina, en lo que se refiere a intolerancias alimentarias y colon irritable, esté aún tan atrasada.

He comprobado que la medicina convencional es especialmente recomendable sobre todo en los tratamientos de urgencia. En el caso de enfermedades crónicas o sistémicas, me inclino personalmente por la medicina naturista. La decisión de qué problemas de salud debes confiar a un terapeuta u otro es algo que tú mismo debes decidir porque para eso no hay recetas individuales. A fin de cuentas, solo existe un axioma elemental: «Lo que sana es lo correcto».

AQUÍ HAY ALGO QUE DEVOLVER: POSIBILIDADES DE REEMBOLSO

Tras decidirnos por el terapeuta adecuado, nos encontramos con una pregunta más: ¿quién asume los costes? Los tratamientos de medicina convencional suelen ser financiados por la entidad pública correspondiente. Sin embargo, si alguien se decide por un naturópata o un terapeuta de medicina tradicional china, es casi seguro que la medicina pública no asumirá los costes, aunque existen gran cantidad de posibilidades para mantener tus propios gastos tan bajos como sea posible.

Si dispones de un seguro médico, pregunta si se hace cargo de ciertos tratamientos aun cuando no se encuentren dentro de su catálogo de prestaciones. A veces los aceptan basando su consentimiento en la buena voluntad de la firma. Sé, por experiencia propia, que llegan a asumir los gastos (al menos una parte de ellos) siempre que el diagnóstico y el tratamiento estén bien fundamentados. Los escritos de petición deben ir acompañados de informes y en ellos debe justificarse la necesidad de recurrir a esa otra alternativa. Dependiendo de la tarifa que hayas elegido en el seguro, puede que se hagan cargo de los costes del naturópata.

Por otro lado, el **cambio a una compañía más barata** puede valer la pena a largo plazo. Personalmente, hace tiempo acaricié la idea de hacer un cambio, pero titubeaba, quizá por motivos de costumbre o miedo. Sin embargo, ya que en todos los seguros suelen estar incluidos del 90 al 95 % de las prestaciones obligatorias, me decidí por uno con el importe mínimo. De ese modo, lo que ahorraba podía invertirlo directamente en mi terapia.

Generalmente, suele ocurrir que **cuanto más tiempo haya perdurado la enfermedad, más tarda en curarse**. Quien haya tenido que luchar durante meses e incluso años con los distintos síntomas, lo más probable es que no se cure en una semana. Te puedo asegurar, por propia experiencia, que un proceso de curación puede, a veces, ser mucho más largo de lo esperado, y eso es algo con lo que hay que contar a la hora de contratar el seguro.

Es frecuente que el dinero sea el factor decisivo para el comienzo de una terapia en el supuesto caso de que dispongamos de diversas posibilidades. Por tanto, resulta fundamental el análisis de los costes del tratamiento.

Estoy totalmente convencido de que no hay que ahorrar en los temas de salud, **porque ese dinero no es un gasto, sino una inversión**. Una inversión supone pagar por algo que nos aportará a lo largo del tiempo una gran ventaja, es decir, nos resultará de utilidad. Por eso hay que estar muy atento a la relación coste-beneficio. O, dicho de otra manera, preguntarse: «¿Cuánto dinero estoy dispuesto a pagar para librarme de mis dolencias?». Esta pregunta solo puede contestarla cada uno en particular y depende en muchas ocasiones de la situación vital propia.

Solemos estar muy acostumbrados al sistema de sanidad público. En los sueldos nos cargan automáticamente impuestos de todo tipo sin que representen un gasto que «palpemos». A la hora de ir al hospital, hoy en día los costes de casi todos los tratamientos y muchos medicamentos se descuentan automáticamente a través de la tarjeta sanitaria y no los pagamos directamente desde nuestra cuenta corriente; tampoco tenemos limitaciones a la hora de visitar a los médicos (otra cosa muy distinta son los plazos de espera). Es un sistema maravilloso.

Pero también encierra el gran inconveniente de que si se nos presentan unos gastos inesperados en el plano de la salud que tengamos que pagar nosotros mismos, los percibimos como dolorosos y caros. Si las posibilidades «gratuitas» no nos han servido de ayuda, a partir de este punto muchos ciudadanos medios se plantean la siguiente pregunta: «¿Estoy preparado para invertir dinero en mi salud aunque durante ese tiempo tenga que renunciar a otras cosas?». Visto desde un plano racional, se trata de una **cuestión de prioridades**. La forma en que se emplea el dinero disponible la debe decidir uno mismo. Y la decisión a favor de algo se constituye automáticamente en contra de otro algo, sobre todo cuando se dispone de una cantidad limitada de dinero. Conozco a mucha gente que afirma no tener dinero para tratamientos médicos mientras que, al mismo tiempo, van de compras en demasiadas ocasiones o comen en restaurantes varias veces a la semana... En tales casos siempre hay que hacerse la misma pregunta: «¿En cuánto valoro mi propia salud?».

Consejo secreto: seguros adicionales

Los costes de una terapia suelen ser algo realmente importante. Si el tratamiento se va a llevar a cabo con un naturópata, un seguro adicional puede ser de mucha ayuda.

En Internet hay distintos portales de comparación para este tipo de seguros adicionales y la demanda es muy grande. Las compañías de seguros independientes ofrecen una gran selección de tarifas debido a que la medicina alternativa se sirve de terapias muy diferentes en comparación con la medicina tradicional. Son muchos los seguros médicos que brindan algunas de estas terapias, como la homeopatía, la acupuntura, etc. Algunos ofrecen a sus asegurados distintas coberturas y tarifas. Son esas coberturas lo que puede marcar la diferencia entre una póliza y otra. Entre otras, tenemos la de la medicina alternativa, tan distinta a la tradicional, que está integrada por terapias convencionales. Hay veces que se combinan ambos tipos de tratamiento y en ellos se llegan a utilizar como elementos de sanación incluso ciertas terapias espirituales.

Las aseguradoras pueden ofrecer estos tratamientos como **coberturas opcionales**. Sin embargo, no se suelen incluir todas las terapias conocidas, solo algunas en concreto.

Los costes mensuales de este tipo de seguros dependen básicamente de la edad del asegurado. A la hora de presentar facturas no debería haber ningún problema. Si el terapeuta que se haya elegido está registrado y ha ofrecido sus prestaciones siguiendo la lista de tarifas de su actividad, el seguro asumirá los costes.

Otra diferencia entre las tarifas reside en el período de carencia, que en ocasiones se eleva a tres meses. En algunos seguros, sin embargo, no existen tales períodos de carencia. De modo general, cabe decir que la contratación de un seguro adicional es totalmente independiente del seguro legal que tenga el asegurado. Son totalmente independientes y el seguro adicional puede contratarse con distintas compañías.

Hace unos años había que contestar muchas preguntas médicas antes de contratar un seguro. Actualmente cada vez hay más aseguradoras que solo hacen algunas preguntas relativas al estado de salud, por ejemplo si el futuro asegurado ha seguido algún tratamiento los últimos tres años debido a determinadas enfermedades crónicas.

2
QUERIDO PACIENTE: TIENES UNA INTOLERANCIA ALIMENTARIA

Cuando se supone que existe una intolerancia alimentaria, lo más importante es confirmarlo por medio de las correspondientes medidas de diagnosis médica. Pero se debe tener cuidado: si, sencillamente, se elimina el alimento en cuestión, a la larga se está practicando una especie de «dieta» sin obtener los auténticos beneficios de ella. Si, por el contrario, se siguen consumiendo alimentos ante los que el cuerpo reacciona de forma negativa, todo el sistema digestivo se ve afectado. Los síntomas existentes perduran, se intensifican o incluso pueden provocar nuevos problemas. Un conocimiento seguro de las intolerancias alimentarias personales es la pieza definitiva tanto para el proceso de curación como para la lucha contra los síntomas.

En el contexto de las intolerancias alimentarias se utilizan muy distintos conceptos, como los de alergia, intolerancia o malabsorción.[1] A pesar de que la diferenciación entre ellos suena a pura teoría, es importante establecer una delimitación para dar los siguientes pasos (figura 3).

Cuando el cuerpo reacciona ante un determinado alimento, independientemente del motivo o los síntomas, se habla de reacción adversa. Entre ellas se cuentan también las intoxicaciones alimentarias, que no juegan un papel relevante en este caso. En el siguiente escalón se distingue si el sistema inmunitario participa o no en la incompatibilidad y se generan o no las correspondientes reacciones inmunitarias en el organismo.

Aun cuando los distintos términos puedan parecer confusos, es imprescindible conocer las diferencias entre una **alergia** y una **intolerancia**, pues son el fundamento para utilizar los procedimientos diagnósticos adecuados y poder interpretar sus resultados (ver «Alergia o intolerancia: test de reacciones alimentarias adversas», en el capítulo dos). Un diagnóstico correcto es primordial para elegir las correspondientes medidas terapéuticas que se vayan a utilizar. Dos personas que no toleran el mismo alimento no tienen por qué tener, automáticamente, la misma enfermedad de base. Según sean las causas de la enfermedad (reacción inmunitaria en una alergia, o mala digestibilidad en el caso de una

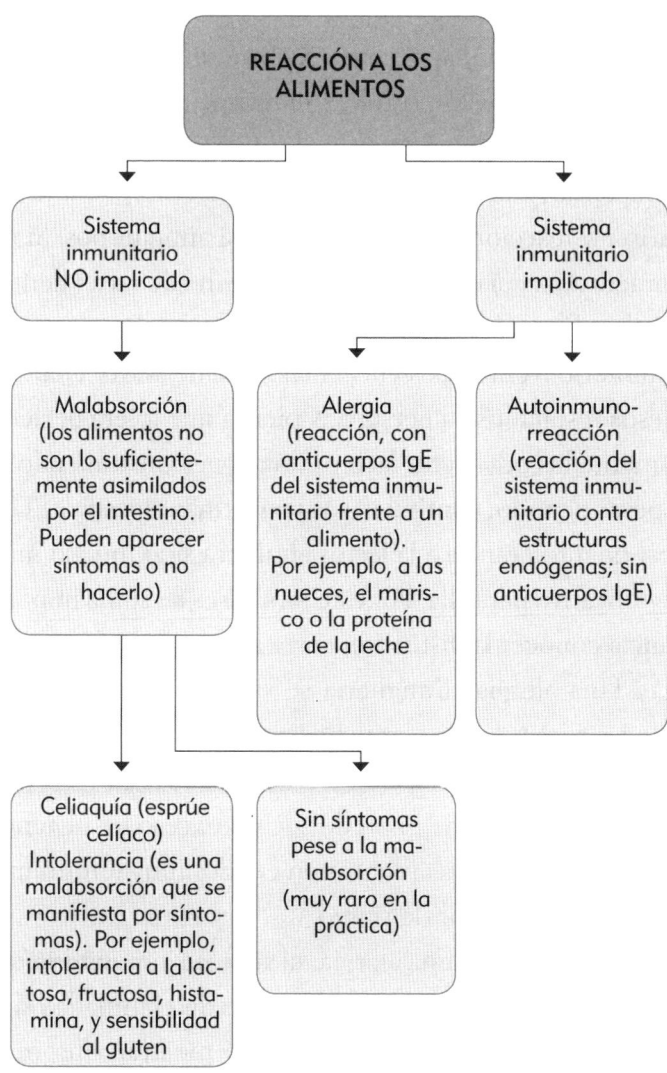

Figura 3. Diferenciación entre los términos *alergia*, *intolerancia*, *incompatibilidad* y *malabsorción*

intolerancia), se utilizan distintos procedimientos diagnósticos y medidas terapéuticas.

Un ejemplo: la persona X tiene una intolerancia a la lactosa, es decir, no tolera el azúcar contenido en la leche debido a que no produce suficiente lactasa, la enzima encargada de digerir la lactosa. El sistema inmunitario no reacciona y tampoco segrega anticuerpos. Si se somete a una prueba de alergia a la leche de vaca (alergia a la lactoproteína), que mide la reacción del sistema inmunitario frente a la leche, el test será negativo. Debido a esos resultados, la persona X piensa que tolera perfectamente los productos lácteos, los sigue consumiendo y, a pesar de todo, continúan sus problemas digestivos. Un test de intolerancia a la lactosa hubiera sido mucho más significativo para ella. Por este motivo es de suma importancia conocer la distinción entre alergia e intolerancia.

Una alergia alimentaria se suele manifestar en la **edad infantil**. Existen muchos motivos por los que se puede desarrollar una alergia. Además de la carga genética, también puede proceder de un exceso de higiene. La ingesta de medicamentos en edades muy tempranas puede ser un factor de riesgo.

En el caso de una alergia, **el sistema inmunitario reacciona segregando anticuerpos** ante determinados alimentos. La persona afectada puede mostrar síntomas muy graves incluso con cantidades mínimas de esos alimentos. Un ejemplo notable es la celiaquía (intolerancia al gluten). El sistema inmunitario reacciona (como en una alergia) ante el gluten (proteína contenida en muchos tipos de cereales). Sin embargo, los procesos defensivos no se dirigen tan solo contra esa proteína enemiga, sino también contra las propias células corporales (endógenas). Por ello la celiaquía también se considera una enfermedad autoinmune.

Si en una reacción frente a un alimento no participa el sistema inmunitario, la causa más habitual de los síntomas es que el intestino, ante determinados elementos, **no puede absorber adecuadamente el bolo alimenticio (malabsorción)**. Esto se debe, entre otros motivos, a una carencia de enzimas digestivas, a enfermedades metabólicas o a los efectos de determinadas sustancias farmacológicas o aditivos presentes en los alimentos.

Si, debido a la malabsorción, aparecen trastornos, se habla de una intolerancia. Ya que una malabsorción mantenida durante un determinado espacio de tiempo casi siempre lleva a síntomas no deseados, los términos *intolerancia* y *malabsorción* se utilizan en muchas ocasiones como sinónimos.

En el caso de una alergia, suelen bastar muy pocos minutos para que aparezcan los síntomas. En el peor de los casos la hipersensibilidad es muy intensa, por ejemplo en forma de *shock* anafiláctico, la manifestación más grave de una reacción alérgica.

En una intolerancia o en una intoxicación, el tiempo de reacción suele ser más largo e incluso los síntomas pueden aparecer al cabo de uno o dos días.

Se podría pensar que la digestión solo tiene lugar en los órganos digestivos y que los síntomas de estas reacciones también se limitan, exclusivamente, a dichos órganos, por ejemplo en forma de diarreas o flatulencia. Pero, puesto que los componentes más pequeños de la alimentación son reabsorbidos en la sangre, estos síntomas pueden presentarse en todo el organismo. Un buen ejemplo de esta dependencia sistémica es el picor de la piel en distintas partes del cuerpo provocado por un alimento que, por ejemplo, contiene mucha histamina. Los pacientes con una intolerancia histamínica reaccionan en muchas ocasiones ante alimentos (como el pescado, la carne, los quesos curados o el vino tinto) por su alto contenido en esa amina.

Lo principal es dejar de consumir esos alimentos no tolerados. De no hacerlo, se produce una constante sobrecarga del intestino que afecta a la flora intestinal. Además, la mucosa intestinal se permeabiliza y no cumple con su auténtica «función de barrera». La consecuencia es que las partículas de alimentos no digeridas (por ejemplo, las moléculas de proteína) pasan a todo el cuerpo a través del torrente circulatorio y provocan diversos problemas. En especial se ven excesivamente perjudicados los órganos encargados de la desintoxicación, como el hígado y los riñones.

PANORÁMICA DE LAS INTOLERANCIAS ALIMENTARIAS MÁS COMUNES

A continuación se presentan las intolerancias más frecuentes y las pruebas más fiables para detectarlas, así como la alimentación más recomendable en cada caso.

Azúcar de la leche (lactosa) y proteína de la leche

Una mala reacción a los productos lácteos puede deberse a dos causas: intolerancia al azúcar de la leche (lactosa) o intolerancia a la proteína de la leche.

Para que el cuerpo pueda asimilar la lactosa, al realizar la digestión se descompone en los monosacáridos glucosa y galactosa. Este proceso lo lleva a cabo una enzima llamada lactasa, que se forma en la mucosa del intestino delgado. Si falta esta enzima o hay poca presencia de ella, la lactosa no digerida avanza del intestino delgado al intestino grueso y es fermentada por los microorganismos allí existentes, por lo que se generan distintos gases que pueden producir síntomas como flatulencia, sensación de hartazgo o retortijones de estómago.

A continuación, durante el proceso metabólico de la lactosa en el intestino grueso se forman ácidos lácticos y ácidos grasos de cadena corta. Estos tienen un efecto de absorción del agua y, en consecuencia, muchas personas afectadas se quejan de diarreas. Como en todas las intolerancias alimentarias, siempre pueden aparecer otros muchos síntomas, que pueden ser distintos

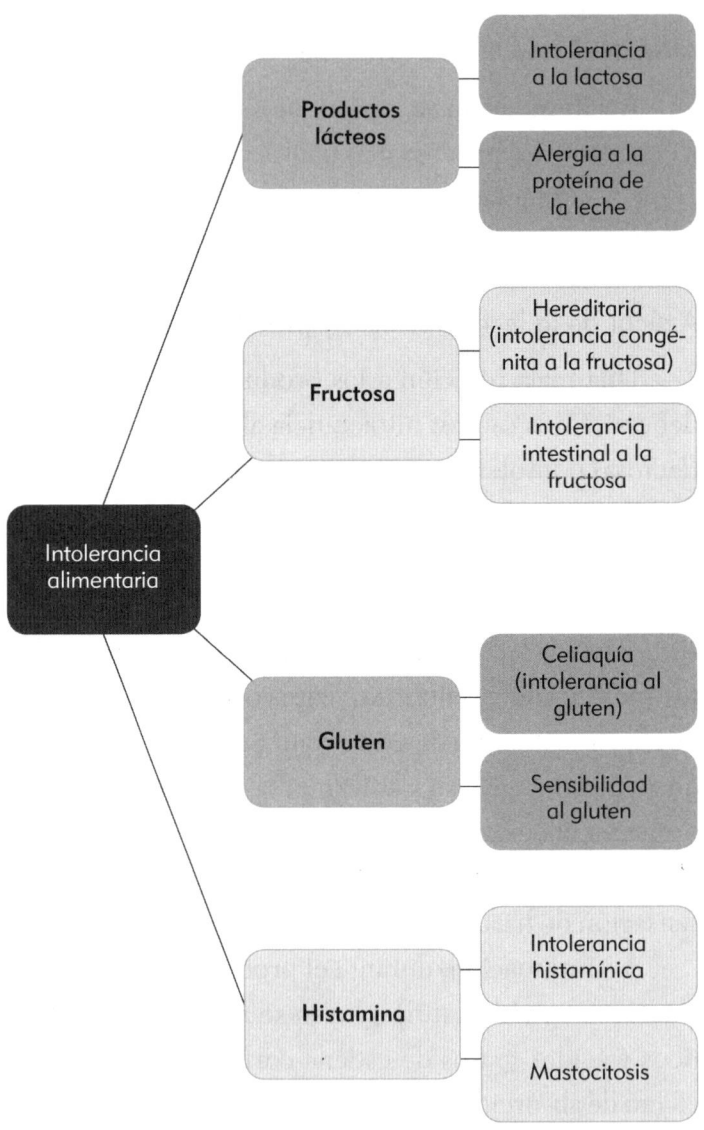

Figura 4. Intolerancias alimentarias más comunes

en cada individuo y no siempre significan una intolerancia a la lactosa.

A nivel mundial, una intolerancia a la lactosa es, por decirlo de alguna manera, el «estado normal». Mientras que en Alemania solo de un 10 a un 20 % de la población no puede digerir la lactosa, en China y en el sudeste asiático llega casi al 100 % (en esas zonas apenas existe la industria láctea, por lo que sus habitantes no se han acostumbrado al consumo de leche de vaca).

Los investigadores atribuyen el hecho de que algunas personas puedan digerir bien la lactosa a lo largo de toda su vida a una mutación del ADN ocurrida hace unos siete mil quinientos años en Centroeuropa. Esto pudo ser una gran ventaja para la supervivencia humana, pues con la cría de ganado se disponía de leche en grandes cantidades.

Los bebés de todo el mundo pueden digerir sin problemas la leche materna (que incluso tiene más lactosa que la de vaca). Después del destete desciende la actividad de las enzimas hasta que la mucosa intestinal acaba por no producir suficiente lactasa. La disminución de la producción de lactasa a lo largo de la vida se considera una intolerancia primaria a la lactosa y afecta aproximadamente a tres cuartas partes de la población mundial. En contraposición a ello está la carencia congénita de lactasa, que se produce por un defecto genético. En esta forma, muy rara y grave, de la intolerancia a la lactosa, los problemas ya aparecen en la primera infancia a la hora de digerir la leche materna.

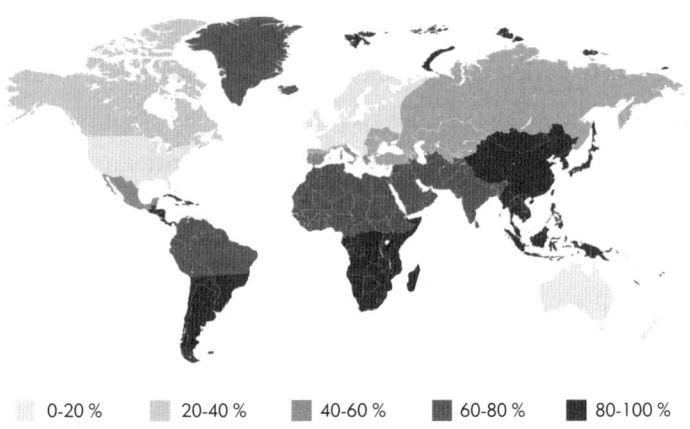

0-20 %   20-40 %   40-60 %   60-80 %   80-100 %

Figura 5. Presencia mundial de intolerancia a la lactosa

Como tercer grupo, nos encontramos con una intolerancia adquirida (secundaria) a la lactosa, debida a un deterioro de la mucosa del intestino delgado. Debido a determinadas limitaciones o enfermedades, la lactosa no se puede descomponer. Entre las posibles causas se cuentan las operaciones quirúrgicas, enfermedades inflamatorias intestinales crónicas o bien una gastroenteritis. La intolerancia al gluten también suele ir ligada a la misma reacción frente a la lactosa, ya que se inflama la mucosa intestinal y, en consecuencia, se produce menos cantidad de la enzima lactasa.

Normalmente la intolerancia secundaria a la lactosa remite tan pronto como se recupera la mucosa intestinal. En esta reacción en cadena está ampliamente reconocido que el consumo a largo plazo de alimentos no tolerados (por ejemplo, el gluten) llega a producir determinados procesos patógenos que, a su vez, desarrollan otras reacciones adversas.

Cuando se conoce la existencia de una inflamación intestinal (ver «El síndrome del intestino permeable», en el capítulo tres), se deben evitar, como norma general, los productos lácteos (o consumirlos sin lactosa), ya que debido a la inflamación, el intestino no puede producir suficientes enzimas para descomponer la lactosa. El consumo de productos lácteos irrita aún más esa mucosa ya de por sí inflamada y de esa forma aumenta la permeabilidad intestinal.

Junto con la intolerancia a la lactosa, en el caso de los productos lácteos también pueden aparecer reacciones de intolerancia a la proteína de la leche. Esto sucede más en niños que en adultos y aparece ya en los primeros meses de vida. Se trata, pues, de una alergia, ya que el sistema inmunitario reacciona ante la caseína o la **proteína del suero de la leche**.

Esta proteína se destruye con temperaturas superiores a los 77 °C, por lo que la tolerancia a los productos lácteos calentados a elevadas temperaturas suele ser bastante mayor que en el caso de productos crudos. También la estructura de la proteína es distinta y específica de cada especie. Por eso, los alérgicos a la proteína del suero de la leche reaccionan frente a la leche de vaca y, sin embargo, pueden tolerar perfectamente la de oveja, cabra y yegua. En cambio, cuando el sistema inmunitario reacciona ante la **caseína** de la leche, hay que evitar por completo todos los productos lácteos, ya que la caseína presenta la misma estructura en todas las especies y es muy estable ante el calor.

Posibles test

Para determinar una intolerancia a la lactosa se ha comprobado que la mejor prueba es el **test de aliento H_2** (test de hidrógeno espirado). Es muy sencillo de realizar y los resultados son bastante seguros. Lo efectúa un gastroenterólogo o el departamento de gastroenterología de un hospital.

Como ya he descrito, lo normal es que el azúcar de la leche (lactosa) se descomponga en el intestino delgado en sus componentes glucosa y galactosa. Si existe intolerancia, este monosacárido llega sin digerir al intestino grueso, donde es descompuesto por bacterias. En este proceso aparece, entre otros elementos, el hidrógeno, que normalmente no se genera en el metabolismo humano. El hidrógeno llega hasta los pulmones, por lo que se puede medir con un test de aliento.

Otras pruebas son menos apropiadas. Un análisis del azúcar en sangre para conocer la posible intolerancia a la lactosa es menos fiable que el test de aliento, pues en el caso de los diabéticos estas mediciones pueden dar un falso resultado. Con una prueba genética solo se puede descubrir cuando es hereditaria, en cuyo caso los problemas con los productos lácteos se producen ya desde el nacimiento. Aunque una biopsia del intestino delgado resulta muy significativa, es costosa y por lo tanto se practica en raras ocasiones.

En el caso de una alergia a la proteína de la leche se pueden realizar varias pruebas. Si existe una alergia, al aplicar el *pricktest* **(pruebas cutáneas por punción)** se forman habones sobre la piel. El método es el siguiente: normalmente se depositan sobre el antebrazo aquellas sustancias que puedan provocar alergia, se hace una pequeña incisión en la piel y se comprueba si se forma una irritación. Si esto ocurre, puede ser un primer aviso de que el diagnóstico debería contrastarse mediante otros análisis. Puede ser muy eficaz la realización de un test RAST (*Radio Allergo Sorbent Test* o radioalergoadsorción) para la determinación de los anticuerpos IgE. Sin embargo, los resultados de este test no son completamente fiables.

A pesar de un resultado negativo, puede existir una alergia que no se reconozca con los anticuerpos IgE. Sería necesario realizar la consiguiente dieta de exclusión: en ella se evitan todos los productos lácteos durante un determinado tiempo. Todos los alimentos consumidos durante esta fase de exclusión así como los síntomas que aparecen deben ser registrados en un diario de alimentación y síntomas; de esa forma se obtendrá un resultado comprensible.

Después de la dieta de exclusión se puede realizar un test de provocación a base de productos lácteos. Si se ha descartado una intolerancia a la lactosa y los síntomas mejoran, o desaparecen por completo, durante la dieta de exclusión, lo más probable es que se trate de una alergia a la proteína de la leche. Sin embargo, quisiera destacar que en los adultos es muy rara la aparición de alergias a esa proteína, pues surgen la mayoría de las veces en los primeros meses de vida.

Alimentación en caso de intolerancia a la lactosa y alergia a la proteína de la leche

Para determinar qué alimentos se pueden comer sin padecer trastornos, resulta decisivo saber si se trata de una intolerancia a la lactosa o una alergia a la proteína de la leche. Que los productos lácteos sean o no saludables es un tema que ha originado numerosos debates. Yo, personalmente, desaconsejo su consumo. El motivo principal es que los lácteos pueden irritar la mucosa intestinal y provocar inflamaciones en el intestino o intensificar las ya existentes; además, en general, son difíciles de digerir. No son, por tanto, unas buenas condiciones previas, en especial cuando se tiene que luchar contra un colon irritable.

Como la leche tiene buen sabor, está incluida en muchos productos. Pero sabor no tiene absolutamente nada que ver con salud.

En el año 1950 en Alemania una vaca suministraba al año una media de 2.500 kg de leche; en el 2015 esta cantidad se ha triplicado:* se ha llegado a 7. 600 kg.[2] En la cría industrial, es frecuente que los animales pasen toda su vida recluidos en un mismo lugar, no se alimenten de pasto y estén tratados de forma prolongada con antibióticos y otros medicamentos. Puede que la forma primitiva de la leche de vaca, no consumida con exceso, pudiera ser un alimento saludable, pero en las condiciones actuales, la lógica consecuencia es que la leche, como producto final, tenga una calidad que deje bastante que desear. Como argumento a favor de un consumo regular de productos lácteos se habla sobre todo del aporte de calcio, pero con la gran cantidad de alimentos que existen en la actualidad, las necesidades de calcio se pueden cubrir también sin problemas con una alimentación variada en la que no aparezca la leche.

Como ya he señalado, en el caso de una **alergia al suero de leche** en la proteína láctea, se observa que en ocasiones es tolerable la leche de oveja, cabra o yegua. Eso es algo que se debe experimentar de forma individual. Si se trata de una **alergia a la caseína**, se deben evitar por completo todos los productos lácteos ya que

---

* Según datos del Ministerio de Agricultura español, la media del 2016 fue de unos 7.800 kg de leche por ejemplar y año, lo que significa un aumento del 4 % respecto a la temporada anterior.

no existen diferencias específicas en la estructura de la caseína.

Si se trata de una **intolerancia a la lactosa,** hoy en día se puede recurrir a productos lácteos sin lactosa, que son los que contienen, como máximo, 0,1 g del disacárido por cada 100 g de alimento.

Si padeces una intolerancia la lactosa pero deseas consumir productos lácteos «normales», te pueden servir de ayuda las **pastillas de lactasa,** que contienen esta enzima que le falta a tu organismo. La cantidad de enzimas por pastilla viene medida en unidades FCC (Food Chemical Codex). Por cada 5 g de leche se recomiendan 1.000 FCC.

Los siguientes productos lácteos tienen una parte muy elevada de leche:

- Yogur, nata, suero de leche, requesón, nata agria, *crème fraîche*, nata para el café, leche fermentada de vaca, mascarpone y leche condensada. Leche, suero de leche y nata en polvo.
- Variedades de queso «fresco», que casi no se han madurado (queso fresco, queso fundido, queso fresco granulado).
- Productos de suero de leche.
- Chocolate con leche.

Estos productos lácteos son muy fáciles de identificar. Sin embargo, son muchas las ocasiones en que la leche aparece «camuflada» en otros muchos alimentos preparados. En principio puede utilizarse en cualquiera de estos tipos de alimentos. Hay que prestar especial atención a:

- Platos preparados (postres, mezclas de hierbas, productos para aperitivos, salsas preparadas).
- Embutidos.
- Golosinas.
- Pan y productos de panadería.
- Medicamentos.

También existen productos que se han fabricado a partir de la leche, aunque no suelen suponer un problema para alguien que sufra intolerancia a la lactosa:

- *Ghee* (mantequilla clarificada india, mantequilla derretida, completamente libre de lactosa).
- Mantequilla (contiene de 0,1 a 1 g de lactosa por cada 100 g).
- Variedades de queso de larga maduración (emmental, limburger, parmesano o gouda, que contienen la mayoría de las veces entre 0 y 0,5 g de lactosa por cada 100 g de alimento).

En los supermercados, la sección de refrigerados suelen contener gran variedad de productos lácteos. A primera vista se puede reconocer bien cuáles son los que contienen mucha leche. Un consejo: en el caso de productos industriales, te recomiendo echar un vistazo a la lista de ingredientes, ya que la leche suele aparecer en casi todos ellos, incluso en los no refrigerados y con largo plazo de caducidad.

Fructosa

La intolerancia al azúcar de la fruta puede ser congénita o intestinal.

La **intolerancia congénita a la fructosa** es una enfermedad metabólica en la que la fructosa se puede digerir sin problemas en el intestino pero luego no se puede metabolizar en el hígado. El motivo es un defecto enzimático en el hígado. Los síntomas ya suelen aparecer en los lactantes, incluso cuando consumen cantidades mínimas de fructosa. Esta forma congénita puede causar daños considerables en los riñones y en el hígado. Sin embargo, es una enfermedad poco común[3] que en ciertos países centroeuropeos solo afecta al 0,005 % de la población.

En cambio, la **intolerancia intestinal a la fructosa** afecta a entre el 30 y el 40 % de la población.[4] La digestión normal de los carbohidratos, entre los que se encuentra la fructosa, comienza ya en la boca a través de la saliva, aunque el mayor trabajo tiene lugar en la sección superior del intestino delgado. Para ello el cuerpo debe descomponer todos los azúcares múltiples (polisacáridos, oligosacáridos y disacáridos) en azúcares sencillos (monosacáridos) fáciles de digerir.

A continuación, para que la fructosa pueda pasar del intestino a la sangre es necesario algún tipo de ayuda: el transportador de glucosa GLUT5. En caso de una intolerancia a la fructosa la actividad del GLUT5 queda limitada.

La consecuencia es que una gran cantidad de fructosa no se asimila en el intestino delgado, sino que pasa sin digerir al intestino grueso. Este proceso es muy semejante al que se da en la intolerancia a la lactosa. En el intestino grueso la fructosa no digerida es descompuesta en hidrógeno, metano y dióxido de carbono por las bacterias que habitan en él. La generación de estos gases provoca, en muchas ocasiones, flatulencias o diarreas.

El concepto general de intolerancia a la fructosa suele referirse casi exclusivamente a su forma no congénita, que es, con diferencia, la más extendida. Por lo tanto, cuando hable a continuación de «intolerancia a la fructosa», me estaré refiriendo a la forma intestinal.

Las personas con intolerancia a la fructosa suelen tener problemas con la digestión de los sustitutos del azúcar como, por ejemplo, el sorbitol, el manitol, la lactita o el xilitol. Estos alcoholes de azúcar (glicitoles) se utilizan en muchas ocasiones en productos dietéticos y *light*; hoy en día no es nada extraño padecer una intolerancia al sorbitol. Como aditivo (E-420), en la Unión Europea está permitido en casi todos los alimentos.

Solo cuando un producto tiene más de un 10 % de sorbitol debe llevar el añadido de «su consumo excesivo puede tener efectos laxantes». El sorbitol también aparece en la cosmética y en las cremas dentífricas. Lo encontramos de forma natural en las frutas con hueso.

Pruebas diagnósticas

Hoy en día la mejor manera de detectar una intolerancia a la fructosa (como en el caso de la lactosa) es un test de aliento H_2. Ya he comentado que la fructosa se suele reabsorber normalmente en el intestino delgado. En el caso de una intolerancia a la fructosa, esta llega

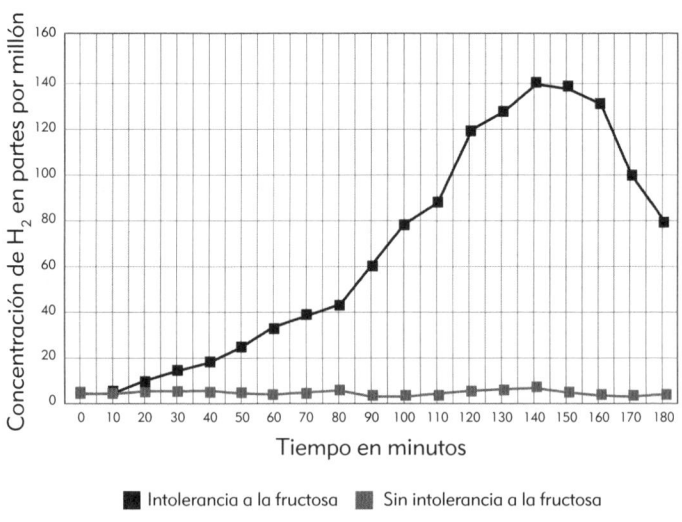

Figura 6. Ejemplo de un test de aliento H_2 para la fructosa en un paciente con intolerancia y en una persona sana

al intestino grueso y allí es utilizada por las bacterias. De esa forma, se genera hidrógeno, que llega a los pulmones y posteriormente se mide con el test de aliento (figura 6). El análisis para determinar la intolerancia a la fructosa lo realiza un gastroenterólogo o el departamento de gastroenterología de un hospital.

Puesto que no existe ninguna estandarización para este test, en ocasiones ocurre que se utilizan hasta 50 g de fructosa para realizar el análisis. Con esta gran cantidad puede que incluso una persona sana dé un falso positivo. Esta cantidad se corresponde con trece cucharadas de miel o doscientas veinte uvas. Por tanto, el test de aliento debe realizarse con **25 g de fructosa,** tal y como recomiendan las pautas.

Alimentación en caso de intolerancia a la fructosa

En el consumo de fructosa juega un papel muy importante la cantidad global ingerida. En el caso de personas sanas, 25 g diarios supondría llegar al nivel crítico y una cantidad mayor podría llevar incluso a problemas de digestión.[1] La cantidad asociada a esta saturación límite se corresponde, aproximadamente, con media bolsita de pasas, seis higos secos o dos vasos de zumo de manzana.

Esto significa que una intolerancia a la fructosa solo aparece cuando ni siquiera se soportan pequeñas cantidades de ella. Debido a la modificación de los hábitos alimentarios, hoy en día es muy fácil superar los niveles máximos. El problema no suele ser un consumo muy elevado de fruta, sino más bien el uso que se hace de la fructosa como edulcorante «natural» en las barritas energéticas, el yogur, los refrescos y las golosinas. Para que sirva de comparación, una manzana contiene aproximadamente 5 g de fructosa, mientras que una barrita energética llega casi a los 20 g.

Cuando se sufre intolerancia a la fructosa, es importante que **la fructosa se consuma en cantidades pequeñas y digeribles,** ya que no se debe olvidar que una alimentación extremadamente pobre en esta sustancia, o incluso carente de ella, puede llevar consigo un retroceso de los transportadores GLUT5, lo que acarrearía un empeoramiento del problema.

Para mejorar la reabsorción de la fructosa se utiliza en ocasiones el concepto de **alimentación de tres fases**. Se comienza con una fase corta en la que se renuncia a la fructosa (fase de carencia, aproximadamente de dos a seis semanas). En este período los síntomas deberían disminuir de una forma clara.

Después sigue una fase de test, en la que lentamente se va valorando qué productos, y en qué cantidades, se toleran bien, es decir, dónde está situado el nivel crítico individual. De forma ideal, el paciente debería realizar en esta fase un registro en un diario de alimentación y síntomas.

La tercera fase, que se adopta a largo plazo, integra los alimentos que han demostrado ser tolerables en la fase de test.

Ya que la descomposición del azúcar de la fruta se produce exactamente igual en el intestino que en el caso de la lactosa, la base para una buena absorción es disponer de un intestino sano. Por tanto, un análisis de heces también puede ser una pieza clave para el diagnóstico y tratamiento de una intolerancia a la fructosa (ver «Primero lo más importante: el diagnóstico por las heces», en el capítulo tres).

Sin embargo, antes de poner en práctica estas medidas, lo primero es comprobar el **nivel de tolerancia individual diario a la fructosa**. Solo el consumo de dos trozos de pastel o medio litro de agua mineral con edulcorante puede llevar a la ingesta de unos 40 g de fructosa, con lo que se superan claramente los límites de saturación. Esto puede llevar a problemas digestivos incluso en personas sanas.

Los alimentos con mayor contenido en fructosa son:

- Fruta.
- Frutos secos.
- Zumos de fruta, bebidas energéticas y refrescos edulcorados con fructosa.
- Miel.
- Vino.

• Ingredientes como el jarabe de maíz, la inulina, dulces de frutas, fructooligosacáridos.

Para una mejor absorción de la fructosa disponemos de **medicamentos**. A través de las enzimas que contienen, la fructosa se convierte en glucosa de fácil absorción. Estos preparados (como por ejemplo Fructaid) se toman diez minutos antes de la comida y descomponen la fructosa en el bolo alimenticio antes de que el intestino absorba el alimento. Como estos preparados actúan directamente en el intestino delgado y los componentes pueden ser digeridos por el cuerpo, no producen efectos secundarios en caso de una elevada dosificación o un empleo prolongado.

La ingesta de fructosa se puede mejorar adicionalmente combinando los alimentos que la contengan con otros carentes de ella. Ya que las **proteínas** y las **grasas** normalmente prolongan la permanencia de la comida en el estómago, si se toma fructosa junto a ellas, permanecerá más tiempo en el aparato digestivo. Este proceso ralentizado hace que llegue mucha más cantidad de fructosa directamente al intestino delgado.

Un ejemplo de este tipo de combinación de alimentos son las fresas con requesón. La consecuencia para el intestino delgado sería la rápida irrupción de grandes cantidades de GLUT5, que es necesario para el metabolismo.

Gluten

El gluten es una mezcla de proteínas que está contenida en diversos tipos de cereales. La intolerancia al gluten puede presentar dos formas distintas: la celiaquía y la sensibilidad al gluten.

El término **celíaco** procede del griego y significa literalmente «el que sufre en la digestión». De acuerdo con eso, tras la ingesta de determinados alimentos que contienen gluten, el sistema inmunitario reacciona de forma similar a como lo hace en una alergia, teniendo en cuenta que, en el caso de la celiaquía, el sistema no solo reacciona ante los alimentos en sí, sino que también ataca al tejido conjuntivo endógeno sano, como si tuviera que aniquilar a un agente infeccioso.

Ya que las defensas inmunitarias se dirigen incluso contra el tejido conjuntivo propio y sano, la celiaquía está considerada como una enfermedad autoinmune. La intensa reacción genera, a largo plazo, inflamaciones y daños en la mucosa del intestino delgado. La enfermedad celíaca puede aparecer a cualquier edad. Actualmente en Alemania* existen más de ochocientos mil afectados.[5]

Los síntomas de la celiaquía pueden ser distintos en cada persona, por lo que la enfermedad se suele diagnosticar demasiado tarde. Las dolencias en el ámbito gastrointestinal, como los retortijones, la diarrea o las

---

* En España se estima que hay en torno a los trescientos mil, aunque esta cifra puede verse triplicada, ya que muchos aún no saben que sufren este trastorno.

flatulencias, solo son, la mayoría de las veces, la punta del iceberg. La inflamación de la mucosa intestinal provoca que se asimilen muy pocos nutrientes, con la consiguiente carencia de ellos.

Como el consumo de gluten provoca una importante irritación de la mucosa intestinal y la reacción del cuerpo puede ser muy agresiva, los pacientes deben renunciar por completo a esta proteína.

Otra forma de reacción adversa es la **sensibilidad al gluten**. Los síntomas son semejantes a los de la enfermedad celíaca: dolores de estómago, flatulencias, diarrea, dolor de cabeza o cansancio crónico.

La determinación de la sensibilidad al gluten no es sencilla porque no existen valores de laboratorio para poder comprobarla. Generalmente se trata de trastornos físicos surgidos tras el consumo de alimentos con gluten. Hay ocasiones en que los afectados que siguen una dieta sin gluten se encuentran mejor y desaparecen sus síntomas. Para diagnosticar una sensibilidad al gluten, lo primero que hay que descartar es una alergia al trigo o una celiaquía. La diferencia principal con la celiaquía consiste en que, en el caso de una sensibilidad al gluten, el sistema inmunitario no segrega anticuerpos que atacan al tejido endógeno. Por eso, el cuadro clínico de la sensibilidad no es tan complicado como el de la celiaquía.

Pruebas diagnósticas

Existen test bastante fiables para el diagnóstico de una celiaquía. A través de un análisis de sangre, se miden los **autoanticuerpos transglutaminasa IgA** así como los **endomisio IgA**.

Sin embargo, algunos celíacos no producen anticuerpos del tipo IgA. Por tanto, es necesario medir adicionalmente la totalidad de la inmunoglobulina A por medio de un test **IgA global**. Si se generan suficientes anticuerpos del tipo A, los dos valores anteriormente comentados se consideran muy fiables. Si, por el contrario, existe una carencia global de IgA, se deberían determinar los **anticuerpos IgG**. Esto engloba la transglutaminasa IgG y la gliadina IgG.

Todos los análisis de sangre descritos pueden realizarse de forma general a través del médico de atención primaria. Para una diagnosis de celiaquía es apropiada una gastroscopia, en la que se extraen muestras de tejido duodenal (biopsia). Ya que en el caso de la enfermedad celíaca se atacan células endógenas, en estas muestras se pueden reconocer perfectamente los daños en la mucosa intestinal.

Lo importante de estos procedimientos es que se realicen en conjunción con una **alimentación en la que se incluya el gluten**. Si se sigue una dieta sin gluten, descenderán los anticuerpos, por lo que el resultado de las pruebas podría ser negativo.

En el caso de una sensibilidad al gluten, el diagnóstico es significativamente más complicado. Primero es necesario descartar tanto una celiaquía como una alergia al trigo. Si el paciente, después de renunciar durante dos semanas al consumo de gluten, observa que sus síntomas han disminuido considerablemente, se podrá hablar de una sensibilidad al gluten.

También se puede suponer que no tiene por qué ser obligatoriamente el gluten el causante de los problemas digestivos, sino que el responsable podría ser otro componente del trigo, por ejemplo los conocidos como FODMAP (siglas en inglés de oligosacáridos, disacáridos, monosacáridos y polioles fermentables, que son azúcares simples, dobles y múltiples así como alcoholes polivalentes) o también genes de resistencia que se han incorporado al trigo en los últimos decenios.

Alimentación en caso de celiaquía y sensibilidad al gluten

Como ya he indicado anteriormente, si se padece la enfermedad celíaca es necesario renunciar por completo a los alimentos con gluten ya que, en caso contrario, el sistema inmunitario ataca a las propias células del cuerpo.

Para la sensibilidad al gluten lo mejor es también una alimentación sin gluten, aunque, si se produce algún fallo en la dieta, las consecuencias no son tan intensas como en la celiaquía.

De manera general, el gluten aparece en determinados **tipos de cereales**. Las variedades más importantes en las que se encuentra son:

- Trigo.
- Centeno.
- Cebada.
- Espelta.
- Escanda.
- Avena (dependiendo del tipo).

Cualquier alimento que tenga menos de 2 mg de gluten por cada 100 g de producto se considera carente de gluten. Las cada vez más frecuentes reacciones a esta proteína se deben principalmente al cultivo intensivo de los cereales actuales, que contienen hasta cinco veces más gluten que las variedades anteriores.

A eso se le añade que las panaderías incorporan a sus productos, cada vez con más frecuencia, cereales con un gran contenido en gluten para mejorar su consistencia, por ejemplo para que sean más esponjosos. Con unas cantidades tan enormes de gluten no es de extrañar que en algún momento el intestino se vea sobrecargado.

Existen también otros tipos de cereales así como variedades de pseudocereales que, por naturaleza, no contienen gluten. Son los siguientes:

- Arroz.
- Maíz.
- Mijo.
- Alforfón.
- Amaranto.
- Quinoa.
- Teff (mijo enano).

Aun cuando no exista celiaquía o sensibilidad al gluten, cabe plantearse la pregunta de si el gluten realmente es necesario en una alimentación saludable. Para la preparación industrial, es un elemento auxiliar muy importante, sobre todo por sus propiedades aglutinantes, que son precisamente lo que obliga a trabajar al intestino de forma extra durante la digestión. Por este motivo, en caso de colon irritable y si existen problemas digestivos, recomiendo que se renuncie por completo al gluten. Incluso si no hay intolerancia, personalmente creo que es muy importante reducirlo de nuestro plan diario de comidas.

Histamina

Para las personas con intolerancia a la lactosa es bastante evidente cuáles son los alimentos que deben evitar. Si un producto contiene leche, esta queda reflejada en la lista de ingredientes, a veces incluso con letras en negrita. Además, el contenido en lactosa de un producto es igual de elevado tras unos días de almacenamiento que justo después de fabricarlo. Sin embargo, para la histamina el tema es mucho más complejo, pues no hay una clasificación terminante para los alimentos que la contienen y su contenido puede llegar a variar notablemente incluso en un mismo producto.

La histamina se forma en las células sanguíneas y nerviosas a partir del aminoácido histidina, y a continuación se almacena en las células. Se puede liberar a partir de determinados estímulos, como enzimas propias del cuerpo, alimentos, medicamentos o a causa de procesos inflamatorios. En consecuencia, aparece en nuestro organismo de una forma totalmente natural, que no depende de la alimentación, aunque también se encuentra en muchos alimentos.

Las reacciones de intolerancia se dan cuando se crea demasiada histamina o cuando se ingiere con los alimentos y no se puede eliminar de forma suficiente. Una intolerancia a la histamina tiene como causa, por tanto, un desequilibrio entre la histamina generada o ingerida y la eliminada. La **diamino oxidasa** (DAO) es la enzima más importante responsable de la eliminación de la histamina.

Los síntomas pueden ser totalmente distintos en cada persona, por lo que el camino hasta llegar a un diagnóstico suele ser bastante largo. Suelen aparecer, por regla general, dolores de cabeza, trastornos en la piel (rubor), picores cutáneos, nariz atascada o moqueante y trastornos gastrointestinales. Los síntomas se asemejan mucho a los de una alergia, una intoxicación por alimentos o incluso un resfriado.

La determinación de las causas de la mayor cantidad de histamina es muy importante para poder tomar las medidas adecuadas. Entre ellas se cuentan:

- Una flora intestinal dañada (disbiosis).
- Medicamentos que liberan histamina o que bloquean la DAO, con lo que inhiben su eliminación.
- Aditivos alimentarios que, al igual que los medicamentos, liberan histamina o bloquean la DAO.
- Alergias (alimentos, polen, etc.).
- Inflamaciones agudas o crónicas.
- Cambios o desequilibrios hormonales.
- Parásitos o virus.
- Predisposición genética.

Debe tenerse en cuenta que la histamina también es un **mediador de la inflamación**. Esto significa que un exceso de histamina produce inflamación o puede reforzar la ya existente. La inflamación tiene lugar en todo el cuerpo, pero especialmente en el intestino, y puede llevar al denominado síndrome del intestino permeable o fortalecerlo (ver «Síndrome del intestino permeable», en el capítulo tres).

En casos de intolerancia a la histamina es frecuente la prescripción de fármacos antihistamínicos, que bloquean los receptores de histamina y, por tanto, su efecto no actúa directamente contra ella. Esa es la causa por la que no baja el nivel histamínico en el cuerpo; lo único que se da es una inhibición de los síntomas existentes.

Otro medicamento es el Daosin, que elimina la histamina en el alimento, antes de que llegue al organismo. La molécula DAO contenida en este fármaco, debido a su tamaño, no puede atravesar las paredes del intestino. Por ese motivo debe tomarse antes de la comida, porque la ingesta posterior es totalmente ineficaz. También son completamente inútiles los alimentos y sustancias que se tienen por **liberadores de histamina** (liberan la histamina endógena).

Los antihistamínicos y el Daosin pueden ayudar en el caso de que no sea efectiva una dieta pobre en histamina. Sin embargo, dado que solo sirven para aminorar los síntomas, es fundamental seguir una dieta pobre en histamina, sobre todo para evitar la aparición o el empeoramiento de las inflamaciones corporales. A largo plazo, deben investigarse las posibles causas para llegar al desencadenante de esta intolerancia.

Tras la enzima DAO, la segunda forma más importante de eliminación de la histamina es a través de la histamina N-metiltransferasa (HNMT). Si la eliminación se reduce o se bloquea debido a la HNMT, se habla de una mastocitosis (acumulación de mastocitos). El cuadro clínico inicial de esta enfermedad es muy parecido al de la intolerancia a la histamina. En este caso, la eliminación de la histamina contenida en la alimentación se realiza por medio de la DAO. Sin embargo, los problemas surgen con los alimentos que incrementan la secreción de histamina en el cuerpo. Algunos órganos, como el cerebro o la piel, la eliminan sobre todo a través de la HNMT. Un trastorno en esta se presenta, por tanto, con síntomas que están muy conectados con estos órganos, como podría ser el cansancio, trastornos por falta de sueño, estreñimiento, problemas cutáneos y muchos más. Como esta afección aparece en raras ocasiones, no profundizaré mucho en ella. No obstante, una diagnosis de mastocitosis puede ayudar mucho a aquellos pacientes cuyo cuadro clínico no se llega a tener muy claro.

Para eliminar la histamina, la DAO precisa de determinadas ayudas, a las que también se suele denominar **cofactores**. Entre ellos podemos contar los siguientes:

- Cobre.
- Vitamina C.
- Zinc.
- Vitamina B_6.

Estos cofactores pueden tomarse en forma de complementos y ayudan al cuerpo a eliminar la histamina. Muchas personas afectadas hablan de una clara mejoría en su intolerancia histamínica gracias a la ingesta de estos complementos. La vitamina B_1 (tiamina) debe evitarse, ya que inhibe la eliminación de histamina. Esto debe tenerse muy en cuenta a la hora de tomar preparados del complejo de vitaminas B, ya que muchos de ellos contienen B_1.

Para finalizar, cabe señalar que cuando una intolerancia a la histamina no es congénita, solo es la consecuencia de otra enfermedad.

Pruebas diagnósticas

Si existe una intolerancia a la histamina, nunca se puede precisar por medio de un único análisis. La mejor fórmula actual consiste en la **dieta de eliminación**. En ella, durante un determinado espacio de tiempo, se evitan los alimentos con alto contenido en histamina, así como los que provocan su liberación por el propio organismo. También hay que tener en cuenta los medicamentos, ya que algunos también podrían liberar histamina. Durante la dieta de eliminación se debe elaborar un diario para anotar síntomas y alimentación, que debería ser posteriormente valorado por un médico o terapeuta. Si durante esta dieta se observara que los síntomas disminuyen considerablemente, lo más probable es que exista una intolerancia. Sin embargo, no es tan fácil realizar una dieta de eliminación, ya que la histamina se encuentra en todas las categorías de alimentos y el contenido puede llegar a variar dentro de un mismo producto.

Después de esta fase de eliminación puede llevarse a cabo un **test de provocación** durante el que, conscientemente, se ingieren alimentos ricos en histamina y se observa si hay un retorno de los síntomas. Este test debe siempre realizarse bajo la supervisión de un médico. En la mayoría de los casos no suele ser necesario debido a que gracias a la dieta de eliminación ya se suele tener bastante claro si existe o no una intolerancia.

El parámetro que se mide de forma más frecuente en el caso de sospecha de intolerancia a la histamina es la diaminooxidasa, el **nivel de DAO en sangre**. El problema son las fuertes oscilaciones de este valor: la primera medición puede dar como resultado un valor bajo, y normal la siguiente. Además, este parámetro no nos indica la cantidad de DAO que se forma en el intestino.

Finalmente, también existe el **test genético**. Pero, dado que en el metabolismo de la histamina toman parte varios genes, se debe analizar cada uno de ellos por separado antes de llegar a un resultado fiable. El problema es que no existen test comercializados para cada uno de los genes y, por regla general, las pruebas genéticas suelen salir muy caras. Además, la intolerancia a la histamina no suele ser congénita, sino adquirida. En el caso de una intolerancia congénita no sería significativo realizar un test genético, puesto que este solo analiza la predisposición genética a un trastorno de eliminación de la histamina.

Otros análisis, como la medición de histamina en las heces o la orina, o las pruebas cutáneas, ofrecen un margen de acierto bastante escaso y, en consecuencia, no deberían servir de base para una diagnosis.

Alimentación en caso de intolerancia a la histamina

En estos casos, la alimentación es un tema bastante complicado. Un alimento que hoy casi no tiene histamina dos días después puede convertirse en una verdadera «bomba de histamina». La mayoría de las veces la frescura de un alimento determina su calidad: **cuanto más fresco, menos histamina**.

Pueden servir de ayuda las siguientes reglas básicas:

- Las comidas sobrantes que se recalientan varias veces pueden llegar a provocar problemas.
- La histamina no es sensible al calor ni al frío. Por tanto, no se destruye al cocinar o congelar.
- Las comidas y las bebidas no se deben consumir demasiado calientes, ya que esto provoca la secreción de mastocitos, con sus correspondientes síntomas.
- Se debe evitar el alcohol, ya que inhibe la enzima DAO, responsable de la eliminación de la histamina.

Estos son algunos de los alimentos que contienen más histamina:

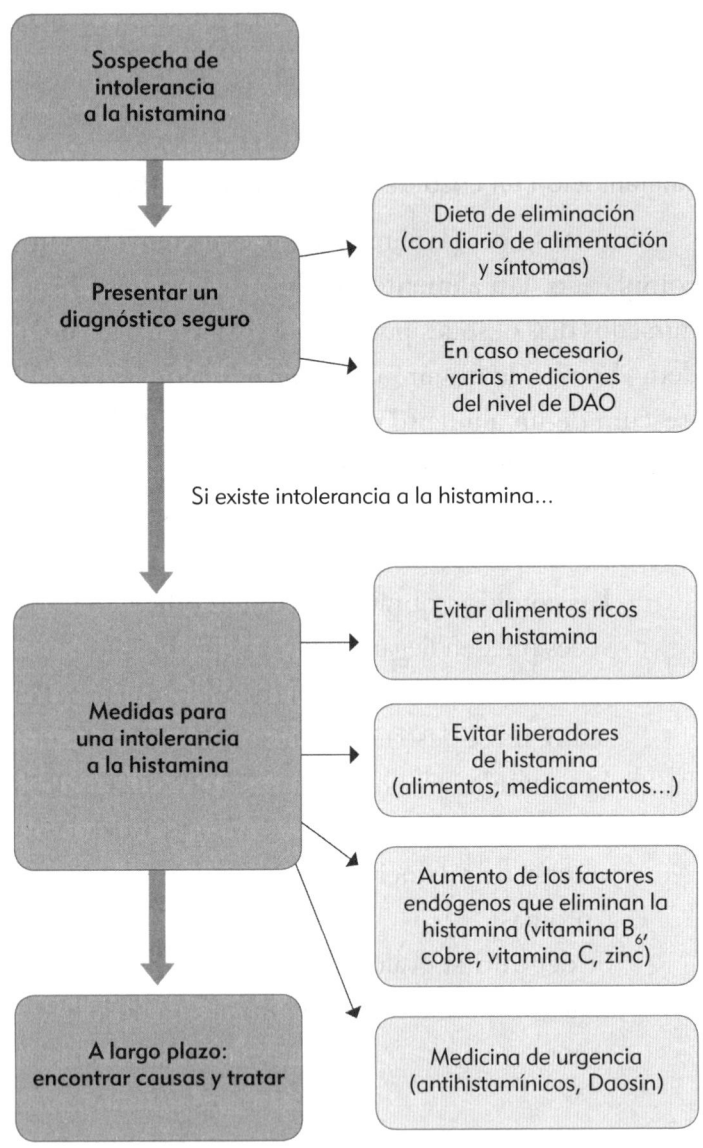

Figura 7. Forma de proceder ante una intolerancia a la histamina

- Queso (en especial el queso duro; cuanto más maduro, mayor cantidad de histamina).
- Alimentos encurtidos o conservados.
- Carnes ahumadas, y embutidos.
- La mayoría de los productos de pescado.
- Productos con soja.
- Espinacas.
- Levadura, levadura de pastelería, levadura de cerveza.

Este listado no está completo. En Internet puedes encontrar listados detallados de alimentos con alto contenido en histamina.

Como ya he señalado, además de los alimentos ricos en histamina, también existen otros que favorecen su liberación (liberadores de histamina). Los siguientes son algunos de los alimentos que hay que tomar en consideración porque bloquean la enzima DAO, responsable de la eliminación de la histamina y, por tanto, son alimentos que pueden provocar trastornos en caso de intolerancia:

- Tomate.
- Cacao y chocolate.
- Cítricos, como la naranja, el pomelo y el limón.
- Papaya, piña, fresa y kiwi.
- Frutos secos.
- Marisco.

- Legumbres secas.
- Alcohol (bloqueador de la DAO).
- Determinados tipos de té: té negro, té verde, mate (bloqueadores de la DAO).
- Bebidas energéticas (bloqueadoras de la DAO).

Si se ha determinado una intolerancia a la histamina o existe una sospecha, al principio es muy complicado distinguir los alimentos no adecuados. La ayuda de un especialista, en forma de asesor nutricional, puede resultar de gran ayuda.

ALERGIA O INTOLERANCIA: TEST DE REACCIONES ALIMENTARIAS ADVERSAS

Junto con las pruebas ya comentadas para productos lácteos, fructosa, gluten e histamina, existen otros métodos para seguirles la pista a los alimentos no tolerados.

Una prueba de anticuerpos de los alimentos, que se utiliza frecuentemente pero es muy limitada, es el **test IgG** (también conocido con el nombre de **Pro Immun M**). Con él se pueden analizar hasta trescientos alimentos para descubrir si tiene lugar una reacción de la inmunoglobulina G (IgG) ante ellos. Sin embargo, este test ha sido ampliamente criticado, ya que el cuerpo siempre reacciona (incluso en el caso de personas sanas), al entrar en contacto con proteínas extrañas, con la formación de anticuerpos específicos IgG. Solo da una medida de un anticuerpo IgG si está en estrecho contacto con el alimento, pero no informa de si es o no tolerado.

A partir de la experiencia práctica, algunos terapeutas señalan que los pacientes suelen mejorar cuando, siguiendo los resultados del test IgG, abandonan los alimentos no tolerados. No obstante, es posible que al hacer la lista quede alguno que cause problemas, y que esa lista sea susceptible de constante mejoría.

Parece natural pensar que no sería mala idea analizar trescientos alimentos para luego decidir con exactitud cuál de ellos se puede ingerir y cuál no. La realidad no es tan sencilla porque el test de anticuerpos IgG solo considera la reacción del sistema inmunitario. Sin embargo, si se da una reacción adversa por una inflamación o un trastorno intestinal enzimático, la medida de la reacción del sistema inmunitario carece de sentido. Por eso importa la diferenciación entre alergia e intolerancia (ver la figura 3).

Ya que los anticuerpos IgG no son, en general, los adecuados para determinar una alergia y el test no tiene en cuenta ninguna intolerancia debida a trastornos enzimáticos, el **test de anticuerpos IgG no es apropiado para la diagnosis de alimentos no tolerados**. Los trastornos enzimáticos suelen ser en gran medida los responsables de la intolerancia a la histamina, la lactosa o la fructosa. Esa es la causa de que, al hacer la evaluación del test IgG, los pacientes reciban datos totalmente erróneos sobre su intolerancia a los alimentos.

Para poder investigar una **alergia alimentaria** son mucho mejores otros procedimientos como, por ejemplo, un *pricktest* (punción cutánea) o un test RAST de anticuerpos IgE. Pero, una vez más, se debe tener en cuenta que estas pruebas solo descubren alergias y no tienen en cuenta las intolerancias.

Las alergias auténticas son realmente extrañas en comparación con las reacciones no alérgicas. La ventaja de una prueba de alergia es que tiene en cuenta también las alergias cruzadas. Si, por ejemplo, existe una alergia al polen, podría suceder que tampoco se toleren algunos alimentos. El motivo está en que determinados alimentos tienen estructuras semejantes a los alérgenos. Aparece una reacción en cadena debido a que el sistema inmunitario reconoce esas estructuras similares y lucha contra ellas. Por ese motivo muchos alérgicos al polen del abedul no toleran las manzanas.*

Los autotest para realizar en casa han tenido una gran aceptación. Sin embargo, la mayoría de las veces no son significativos y llevan a resultados erróneos. En muchas ocasiones, detrás de ellos solo hay unos procedimientos muy elementales que, en el mejor de los casos, se limitan a dar meras advertencias sobre intolerancias. En el peor de los casos, un resultado erróneo

---

* En Internet hay varios sitios fiables que ofrecen listas de alérgenos y sus reacciones cruzadas con alimentos.

de una prueba puede forzar a tomar unas medidas, por ejemplo, una dieta, que no serían necesarias y tampoco mejorarían el estado de salud.

Sin tener en cuenta las alergias e intolerancias, también pueden aparecer otras reacciones debido a que el intestino, en general, está irritado. Si, por ejemplo, existe una inflamación intestinal provocada por hongos cándida, o la flora intestinal está absolutamente desequilibrada, este cuadro clínico puede tener una gran influencia en la digestión. En este caso un **análisis de heces**, que examina el estado del intestino, puede ofrecer claridad en cuanto al diagnóstico, sobre todo cuando no han servido de ayuda los test de alergia e intolerancia. Mientras el intestino mantenga su mal estado, la digestión se verá afectada y determinados alimentos seguirán provocando trastornos.

En la tabla 1 se han reunido las mejores pruebas diagnósticas. Sin embargo, esos que teóricamente son los mejores procedimientos no tienen ninguna utilidad cuando en nuestra vida diaria los alimentos nos siguen provocando trastornos. La prueba más segura para determinar una intolerancia consiste en practicar una estricta dieta de exclusión en la que, durante un determinado tiempo, se descarten por completo aquellos alimentos que supuestamente crean problemas. A continuación debería realizarse un test de provocación en el que se vuelvan a ingerir de forma consciente esos alimentos y se tengan en cuenta las reacciones surgidas.

En caso de dieta de exclusión, siempre se debe cumplimentar un **diario de alimentación y síntomas** para, al final, hacer una evaluación estructurada de la intolerancia.

INTOLERANCIA / ALERGIA	LA MEJOR PRUEBA ACTUAL
Intolerancia a la lactosa	• Test de aliento H_2
Alergia a la proteína de la leche	• *Pricktest* (pruebas cutáneas por punción) así como test RAST para anticuerpos IgE • Adicionalmente dieta de exclusión (con, en caso necesario, test de provocación)
Intolerancia a la fructosa	• Test de aliento H_2
Intolerancia al gluten (celiaquía)	• Prueba de sangre sobre transglutaminasa IgA, endomisio IgA e IgA global • Biopsia
Sensibilidad al gluten	• Dieta de exclusión
Intolerancia a la histamina	• Dieta de exclusión • Eventualmente, varios niveles de DAO en sangre

Tabla 1. Las mejores pruebas para determinar diferentes intolerancias y alergias

CONSEJOS DE ALIMENTACIÓN

Cuando se sufre el síndrome del colon irritable o una intolerancia alimentaria, la alimentación juega un papel clave. Se trata de un tema bastante más que complejo. Una y otra vez surgen nuevas tendencias en este campo, desde la alimentación paleo, hasta las más diversas superdietas, pasando por los superalimentos y lo que se conoce como *slow food*. Apenas te has conseguido interesar por una nueva moda cuando ya aparece la siguiente «panacea» que no hay que dejar pasar de ninguna de las maneras.

En cuanto al tema de la alimentación, la primera pregunta que cabe formularse es: «Después de todo, ¿por qué comemos?». Una buena alimentación debe perseguir dos objetivos: en su aspecto físico, nos abastece de diversos nutrientes de elevada calidad; en el plano mental, la alimentación debe gustarnos y hacernos sentir bien.

En el caso de personas con colon irritable o intolerancias alimentarias se añaden otros dos aspectos: **la alimentación debe ser bien tolerada y fácil de digerir**. Incluso la comida más saludable puede provocarnos graves trastornos si nuestro cuerpo no la tolera. Y cuando, como sucede con el colon irritable, el intestino no funciona bien, es importante ayudarlo lo mejor posible para hacer la digestión, que resulta más fácil si se cocinan los alimentos. Teóricamente, las verduras crudas y los cereales sin cocinar son algo muy saludable, pero en ciertos casos deberían evitarse por completo a causa de su complicada digestibilidad.

Haz una división totalmente individual y a tu medida de los alimentos en «saludables» y «nocivos»: ¡los alimentos sanos que no se toleran dejan de serlo!*

Para apoyar óptimamente al sistema digestivo es imprescindible una **masticación a conciencia**. Seguro que hay cosas mucho más divertidas que masticar cada bocado unas treinta veces, pero es un método sencillo y muy efectivo para ahorrarle mucho trabajo al sistema digestivo. Aunque tan solo con una buena masticación no van a desaparecer los problemas, sí se trata de un componente importante en todo el proceso digestivo y por lo tanto debería convertirse en una costumbre arraigada. A un sistema digestivo debilitado no le gustan en absoluto las raciones demasiado grandes ni que dentro de una misma comida coincidan muchos y muy distintos alimentos, como ocurre, por ejemplo, en un menú de cinco platos. Un tamaño de las raciones muy superior a lo normal ya supone una gran exigencia para el tracto digestivo sano; esa exigencia será excesiva para un aparato digestivo débil.

Aun cuando resulte complicado, prescindir de manjares apetitosos puede suponer un enorme alivio para los órganos digestivos. Por ejemplo, puedes dividir una comida copiosa en dos raciones más pequeñas y comer la segunda parte un poco más tarde. Si te preguntas cómo saber si una ración supera la medida «normal», te

---

* Una app muy útil es *All I can eat*. En ella puedes confirmar, teniendo en cuenta las intolerancias, lo que puedes comer y lo que no. Es interesante cuando vamos de compras o al acudir a un restaurante, ya que podemos consultar la información en el móvil. Está disponible para Apple y Android.

diré que no existen cifras, datos de peso ni nada semejante, ya que cada persona necesita y tolera cantidades muy distintas de comida. Aquí pueden ayudar los avisos del organismo. Si después de comer, a causa de la cantidad ingerida (y no de las intolerancias), aparece el malestar, estamos ante una buena señal de que la ración ha sido exagerada.

Además, por las noches debería evitarse comer grandes cantidades de verdura cruda. La falta de cocción la hace más complicada de digerir y en el intestino se producen procesos nocturnos de fermentación.

A un tratamiento para el colon irritable le puede servir de mucha ayuda la observación de los siguientes fundamentos alimentarios y hábitos de vida:

- Masticación concienzuda (al menos treinta veces por cada bocado).
- Las raciones no deben ser demasiado grandes.
- No mezclar demasiados alimentos en una misma comida.
- Evitar cenas tardías (deben transcurrir, al menos, cuatro horas entre la última comida del día y el momento de irse a la cama).
- Evitar los alimentos no tolerados.
- La alimentación debe ser fácilmente digerible.

El etiquetado de los alimentos facilita claramente su selección. Por tanto es imprescindible leer con mucha atención la lista de ingredientes y las advertencias sobre los posibles alérgenos que contiene cada producto.

Para contar con las mejores condiciones previas para la conservación de la salud, los **alimentos deben ser de la mejor calidad posible**. Puede comenzarse con productos con el sello BIO de la Unión Europea (están compuestos al menos en un 95 % de materia prima procedente de cultivos biológicos controlados).

Las ventajas de los alimentos biológicos surten su efecto en dos direcciones: está claro que contienen bastantes más nutrientes y, al mismo tiempo, la cantidad de sustancias perjudiciales y tóxicas que contienen es mucho menor.

Los alimentos que nos llegan de la agricultura intensiva son de bastante peor calidad, debido a los precios extremadamente bajos. Una lechuga cuesta menos de un euro. Con este precio de venta se deben cubrir todos los gastos: semillas, abono, cuidados durante el crecimiento, recolección, transporte, etc. Y, además, hay que obtener ganancias. No es de extrañar, por tanto, que se prime la cantidad por encima de la calidad.

Cada uno debe decidir qué alimentos coloca en su cesta de la compra. Pero, para llegar a una decisión correcta y consciente a la hora de comprar, se debe conocer el trasfondo de los diferentes estándares de calidad. Y calidad no significa que los tomates sean de un bonito color rojo, sino que se define por lo que no se ve: los nutrientes contenidos y los tóxicos evitados.

Puesto que quienes sufren de colon irritable o de intolerancias alimentarias ya tienen afectado el tracto digestivo, la calidad de los alimentos juega para ellos un papel extraordinariamente importante. ¿Cómo podrían curarse si su cuerpo no dispone de suficientes «materiales» con los que, junto con los procesos «normales», pueda reparar y reestructurar lo dañado? El organismo no pone límites sobre dónde acaba la alimentación y dónde empieza la medicina. Ya lo dijo Hipócrates: «Que el alimento sea tu medicina y la medicina tu alimento». Basta con una comida de buena calidad porque ya supone en sí una especie de medicamento. ¡Y no en forma de pastillas!

Después de un diagnóstico de intolerancia, en muchas ocasiones no queda claro qué se debe comer y qué es necesario evitar. En este punto, un **asesor nutricionista** que cuente con la certificación adecuada puede suponer una gran ayuda.

Para descubrir rápidamente cuáles pueden ser los alimentos incompatibles, un **diario de alimentación** nos servirá de extraordinaria ayuda. En él, durante un determinado espacio de tiempo (por ejemplo, de una a dos semanas), se van anotando los alimentos que se han consumido y las molestias que han aparecido después de su ingesta.*

A la hora de analizar los efectos de los alimentos, se debe tener en cuenta que algunos síntomas pueden

---

* En Internet puedes encontrar incluso plantillas en PDF.

aparecer muy poco tiempo después de la comida, mientras que otros solo se manifiestan transcurridas varias horas. Por ejemplo, pasan horas hasta que un alimento llega al intestino y, una vez allí, provoque flatulencias. En consecuencia, para observar determinados síntomas hay que remontarse varias horas atrás (o incluso el día anterior). Estos inconvenientes no facilitan demasiado la búsqueda del desencadenante de los síntomas.

Existen alimentos que, en general, se digieren bien y tienen un bajo potencial alérgeno. Entre ellos encontramos:

- Arroz.
- Patatas.
- Verduras cocidas o rehogadas.
- Mantequilla.
- Mijo.
- Alforfón.
- Pasta sin gluten.

Puedes empezar con esta breve selección. Después, paso a paso, puedes ir probando distintos alimentos y añadirlos a tu lista personal de tolerancias.[*]

Si me tengo que referir a aceites y grasas saludables, recomendaría especialmente el **aceite de coco** y la

---

[*] Muchos pacientes se han sentido entusiasmados con el libro *Koch Trotz*, de Stefanie Grauer-Stojanovic. Está organizado como una especie de kit de recetas y también resulta adecuado para incompatibilidades múltiples. (Disponible solo en alemán en el momento de publicación de este libro).

mantequilla clarificada (*ghee*).* Están formados básicamente de ácidos grasos saturados que cuando se someten a temperaturas elevadas no se transforman en los perjudiciales ácidos grasos trans. Además, el aceite de coco tiene efectos contra los virus (antiviral), los hongos (antifúngico) y las bacterias patógenas (antibacteriano). El *ghee*, denominado también como «oro puro de la medicina ayurvédica», colabora en la desintoxicación, mejora la función digestiva y fortalece el sistema inmunitario. Se deduce, pues, que tanto el aceite de coco como el *ghee* son remedios ideales para incluir en los tratamientos del colon irritable.

Un papel importante dentro de la alimentación lo tiene el **suministro diario de líquido**. Dado que el cuerpo humano está compuesto de más de un 70 % de agua, está claro que hay que considerarla como la base de todas las células y procesos que tienen lugar en el organismo. Deberíamos beber un mínimo de litro y medio de agua al día. En momentos de estrés, o cuando se viaja, es normal olvidarse de la bebida. Un pequeño truco: llena de agua, por la mañana, una botella de un litro y medio y mantenla a tu alcance durante todo el día. Bebe, a la menor ocasión que tengas, un vaso o un trago. Con este recuerdo a la vista te será mucho más sencillo tomar la cantidad de líquidos que necesitas y sabrás en todo momento lo que ya has consumido.

---

* Ambos están disponibles en las tiendas de productos biológicos.

Para cubrir tus necesidades la bebida debe ser lo más natural posible y no contener azúcar o edulcorantes. Lo ideal es agua o té sin endulzar. En nuestras latitudes la calidad del agua suele ser muy buena. En cierto modo, está más controlada que el agua mineral. A pesar de ello, el agua también puede contener metales pesados o incluso residuos de medicamentos. Dado que en los casos de colon irritable juegan un papel crítico los metales pesados, yo personalmente me he decidido a utilizar un filtro de agua con carbón activo e intercambiadores de iones. Con él consigo filtrar más del 99 % de la cal, los metales pesados y los residuos de medicamentos. Existen varias marcas de este tipo de filtros. El agua se filtra totalmente sin ninguna presión (al contrario de lo que sucede con las instalaciones de ósmosis inversa) y los filtros son completamente recambiables, lo que disminuye el riesgo de formación de depósitos de gérmenes o bacterias.

Algo que los pacientes de colon irritable no deben pasar por alto es la **hiperacidificación corporal**. Se controla mediante el pH de la orina. Tal y como indica su nombre, se trata de un exceso de ácidos. El cuerpo precisa en sus órganos, y también para diversos procesos metabólicos, un determinado pH. Si en nuestro organismo se generan a largo plazo demasiados ácidos, se produce un desequilibrio que puede derivar en diversas enfermedades.

La hiperacidificación es responsable de gran cantidad de afecciones; como paciente de colon irritable, en ocasiones incluso he oído en muchos medios que todos mis problemas se pueden atribuir a ella. Si todo fuera tan sencillo, no serían necesarias tantas pruebas diagnósticas y los afectados mejorarían rápidamente. El exceso de acidez, según las circunstancias, puede tener una cierta participación en las enfermedades, pero nunca es la única causa.

Hacer lo necesario para eliminar una hiperacidificación es una fantástica idea, pero lo decisivo es la forma en que tenga lugar esa eliminación. En ocasiones se utilizan productos en polvo de base carbonatada. Sin embargo, puede ocurrir que neutralicen los ácidos gástricos, lo que llevaría a problemas en el estómago y a que los gérmenes patógenos no se destruyan adecuadamente. Además, los alimentos no se digerirán correctamente en el estómago al no existir el medio ácido necesario. Estos alimentos mal digeridos llegarán hasta el intestino, que se verá afectado. Por tanto, estos productos en polvo pueden acarrear más perjuicios que beneficios. Una mejor alternativa es el consumo de fruta fresca y verdura así como pediluvios y baños de cuerpo entero con sales alcalinas.

3

EN LA SENDA DE LA CURACIÓN: DIAGNÓSTICOS Y TRATAMIENTOS

Cuando existe la sospecha de intolerancias alimentarias o colon irritable, no resulta nada aconsejable comenzar a tomar cualquier remedio y, sin más, esperar que desaparezcan los síntomas. El sistema gastrointestinal es excesivamente complejo y entran en juego una gran variedad de causas. Por eso, lo más importante, **antes de poner en práctica cualquier tratamiento,** es establecer un amplio y detallado diagnóstico. Como afirma un dicho de los círculos médicos: «Antes de la terapia, los dioses establecen el diagnóstico».

Las causas del colon irritable y las intolerancias alimentarias pueden ser muy distintas para cada persona, y por eso deben investigarse tan ampliamente como se pueda. Una diagnosis no es más que una búsqueda de las causas de un problema de salud.

En este capítulo describiré diversos diagnósticos en los que se basan las correspondientes medidas terapéuticas. Está claro que, además de los niveles dados por los laboratorios, existen otros muchos parámetros y valores que pueden examinarse para seguir el rastro de las intolerancias alimentarias. Pero no sería apropiado dedicarse a medir, sin orden ni concierto, una gran variedad de valores clínicos. Es preciso enfocarse en los parámetros más notables.

Puedo afirmar que he puesto en práctica todas y cada una de las medidas que se describen a continuación. Los intercambios de información con otros pacientes y terapeutas me han mostrado que a muchos de ellos tales medidas les han resultado eficaces. En consecuencia, y en mi opinión, representan los cimientos de un profundo y estructurado concepto de diagnóstico y tratamiento.

Cuando un valor de laboratorio es muy aparatoso y se comprueba que ha mejorado claramente después del tratamiento, eso no significa en absoluto que sea un éxito definitivo de dicho tratamiento. Está claro que el objetivo no consiste en mejorar los análisis sino, sobre todo, en hacer desaparecer los síntomas de la enfermedad. Mientras sigan existiendo síntomas, no se habrá encontrado la causa del problema y habrá que seguir investigando. **¡Lo fundamental es mejorar el estado de salud y no los niveles de los análisis clínicos!**

Antes de practicar análisis médicos intensivos, se debe comprobar si el cuerpo está sometido a estímulos demasiado potentes o a unas extremadas circunstancias vitales que posibiliten la aparición de intolerancias alimentarias. Conozco el caso de un peluquero que, al cabo de muchos años de ejercer su profesión, sufría una aguda irritación cutánea en las manos. El contacto diario con unos tintes muy agresivos no daba posibilidades de regeneración a su epidermis y la irritación cutánea iba cada vez peor. En un momento determinado le aparecieron intolerancias alimentarias que también fueron empeorando. Al dejar su oficio de peluquero se le curaron, como era de esperar, los problemas de las manos y, sorprendentemente, también desaparecieron por completo las intolerancias.

Desde el punto de vista de la naturopatía, esta interrelación no es, ni mucho menos, obra de la casualidad, pues la piel y el intestino mantienen una conexión mutua (refleja) muy estrecha. En el caso en cuestión, el mejor tratamiento contra las intolerancias alimentarias no habría tenido ningún éxito mientras la piel hubiera seguido sometida a una intensa irritación.

Durante el tratamiento suele resultar útil la suplementación con complementos alimenticios. Existe un número casi incalculable de fabricantes, y eso puede suponer una ventaja para los pacientes debido a que tienen a su disposición una amplísima gama de productos. En contrapartida puede ocurrir que la enorme cantidad de ofertas haga que no resulte fácil elegirlos. No obstante, hay grandes diferencias cualitativas entre cada producto por separado. Yo, personalmente, tengo buenas experiencias con el fabricante de micronutrientes Pure Encapsulations;* sus productos no contienen aditivos alérgenos y son muy adecuados para las intolerancias alimentarias. Además, seleccionan los principios activos de acuerdo con la mejor disponibilidad biológica posible. Por ejemplo, en el caso de los preparados de zinc se sirven del picolinato de zinc, mucho más eficaz que otros compuestos de ese metal, como el gluconato u orotato de zinc, con una disponibilidad biológica significativamente peor.[6]

PRIMERO LO MÁS IMPORTANTE: EL DIAGNÓSTICO POR LAS HECES

Como ya he comentado, las intolerancias alimentarias suelen estar directamente relacionadas con el tracto digestivo. Se trata, pues, de una especie de trastorno frente a los alimentos. El intestino cobra un significado muy especial ya que en él se produce la absorción de los nutrientes a la sangre en los procesos digestivos. Además, el intestino se sirve de un complejo medioambiente poblado por miles de millones de bacterias que son indispensables para la digestión. En consecuencia el primero y más importante avance en la investigación para obtener un diagnóstico correcto pasa por un minucioso análisis intestinal.

---

* www.purecaps.net.

Una posibilidad es la realización de una colonoscopia en la que, por medio del endoscopio, se tiene una visión muy precisa del intestino. El examen muestra si este órgano ha sufrido alteraciones malignas. Muchos pacientes esperan de la colonoscopia una solución a sus problemas pero finalmente obtienen la respuesta de que su intestino está perfectamente, y es que el problema ha de contemplarse desde otro punto de vista. No debe examinarse el intestino en sí mismo, sino el producto final de la digestión: las heces.

El procedimiento es sencillo, rápido e indoloro. Basta con recoger una muestra de las deposiciones. En el laboratorio se encargarán de practicar un análisis muy preciso sobre el estado de salud del tracto digestivo. Un análisis de heces puede realizarlo, por ejemplo, un naturópata. Es imprescindible dejar bien claro de antemano el deseo de que se analicen todos los valores de laboratorio posibles.

Resulta absolutamente fascinante que una pequeña muestra de heces proporcione unas conclusiones tan numerosas y precisas sobre la digestión. Son tan innumerables los parámetros que se pueden analizar que incluso es posible llegar a perder la visión de conjunto. Por eso, a continuación te indico aquellos valores que, a mi entender, son los más importantes y con los que se puede poner en evidencia gran variedad de cuadros clínicos.

Resulta decisivo investigar todos los parámetros que se enuncian y no dejar de lado ninguno, porque puede ocurrir que ese valor sea justamente la clave del éxito y solo a partir de todos los valores se pueda llegar a una idea general sobre la salud del intestino. Esto no supone ningún gasto adicional, pues todos estos valores se pueden determinar a partir de una sola muestra de heces.

El pH

Una importante condición previa para el funcionamiento sin dificultades de muchos procesos intestinales se basa en el pH. En general valores menores de 7,0 indican un medio ácido, la cifra 7,0 corresponde a un entorno neutro y por encima de 7,0 hablamos de un medio básico (alcalino).

Cada órgano del cuerpo tiene su correspondiente pH, distinto a los de otros órganos. En el estómago, por ejemplo, impera un pH muy bajo, de 1,0 a 1,5.[7] Cuando los doctores utilizan el término *hiperacidificado*, normalmente se refieren al pH de la orina, pues esta debe tener, por término medio, un valor (obtenido de varias muestras diarias) ligeramente inferior o superior a 7,0.

El pH óptimo del intestino en ningún caso debe ser superior a 7,0. **De hecho, se debe aspirar a un valor de entre 5,8 y 6,5.**[8] Este valor es de gran importancia porque las bacterias intestinales beneficiosas solo pueden prosperar en un determinado medioambiente, mientras que las putrefactivas se propagan especialmente bien en un pH alcalino (por encima de 7,0). De ahí la enorme importancia de mantener en todo momento unos valores del pH intestinal que se encuentren dentro del ámbito mencionado.

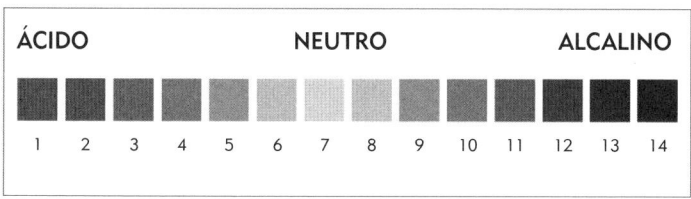

Figura 8. Escala de valores del pH

Tratamiento

Una forma sencilla pero muy efectiva de bajar el pH por debajo de 6,5 consiste en el aporte de ácido láctico dextrógiro. Suele estar disponible en forma de gotas y constituye una buena base para un eficaz saneamiento del intestino.

También se consigue un efecto favorable sobre el pH intestinal con la **ingesta de probióticos,** es decir, alimentos compuestos de bacterias beneficiosas que contribuyen al equilibrio bacteriano del aparato digestivo.

Nunca hay que considerar como objetivo a largo plazo una continua corrección del pH intestinal a base de medicamentos. Antes nos surge la pregunta de por qué motivos ese valor está desequilibrado. La alimentación es uno de los factores más importantes. Como norma general, hay que reducir al mínimo el consumo de estimulantes o alimentos generadores de ácido, entre los que se cuentan el café, el alcohol, el azúcar, etc., ya que suelen provocar una hiperacidificación general del organismo, lo que puede llevar consigo numerosas enfermedades. Sus primeros indicios pueden ser falta de energía, dolores de cabeza, cansancio, mal aspecto de la piel o predisposición a las infecciones.

Además de una alimentación poco saludable, un aporte excesivo y prolongado de proteína puede provocar procesos de putrefacción en el intestino, lo que repercute negativamente en el pH de este. Quien consume constantemente alimentos que su organismo no tolera, está contribuyendo al deterioro de su pH.

Miles de millones de amiguitos: las bacterias intestinales

Mientras estamos comiendo, no solemos preguntarnos cómo vamos a digerir a continuación los alimentos. Sin embargo, a pesar de que para nosotros la comida se acaba inmediatamente después del último bocado, es precisamente entonces cuando comienza el auténtico trabajo de digestión, destinado a asimilar los nutrientes que acabamos de ingerir.

En general, para que puedan tener lugar la digestión y la absorción, el ser humano no puede prescindir de muchos miles de millones de pequeños auxiliares:

las bacterias intestinales. Sin ellas no existiríamos, ya que nos resultaría imposible levar a cabo el proceso de digestión.

En este ámbito, además de bacterias intestinales, también aparecen otros términos, como **microbiota** o **probióticos**; este último término significa «para la vida», y los productos con esa identificación contienen cultivos de bacterias beneficiosas para el intestino. El concepto opuesto son los **antibióticos**, que quiere decir «contra la vida». Se trata de medicamentos que actúan contra determinados tipos de bacterias, a las que deben destruir. Los antibióticos se utilizan para combatir bacterias patógenas causantes de una enfermedad. No ejercen ningún efecto sobre virus ni hongos. El problema es que, dado que los antibióticos no tienen preferencias por uno u otro tipo de bacterias, actúan letalmente contra un amplio espectro de ellas. La toma frecuente de estos medicamentos conlleva, en parte, a una alteración masiva de la flora intestinal que puede producir secuelas, especialmente en el ámbito del tracto digestivo. Muchos pacientes informan de que el tratamiento con antibióticos desencadenó sus problemas de colon irritable.

Hace tan solo unos pocos años, se dudaba de la existencia de las bacterias beneficiosas en el intestino. Hoy en día la situación ha cambiado por completo: las investigaciones en este campo han puesto de manifiesto, además, que las bacterias intestinales pueden transferirse de un ser humano a otro. Estas bacterias se incorporan a alimentos como el yogur y les confieren muchas características saludables.

No obstante, a pesar de las impresionantes promesas de la publicidad, hay que ser consciente de que las bacterias intestinales por sí solas no bastan para curar una enfermedad. Sin embargo, en el tratamiento del colon irritable y las intolerancias alimentarias recuperar el equilibrio de la flora intestinal ocupa un puesto predominante, pues no es extraño que la causa de los trastornos sea un desequilibrio de dicha flora.

Además de su misión principal, que es la digestión, las bacterias intestinales cumplen otras muchas tareas importantes. **Aproximadamente el 80% de todo el sistema inmunitario humano se encuentra en el intestino.** Este sistema participa en gran cantidad de procesos orgánicos en los que las bacterias intestinales, contempladas desde un punto de vista inmunitario, juegan un importantísimo papel. Además, son responsables de la constitución de vitaminas (en especial las del grupo B, como la B_1, la B_2 y la B_{12}), y también influyen en la evolución del peso corporal. En los pacientes de enfermedades inflamatorias intestinales crónicas (enfermedad de Crohn o colitis ulcerosa) las bacterias desempeñan un papel funamental.

Las especies más conocidas y numerosas son las **lactobacterias** y las **bifidobacterias**, aunque en el intestino existen bastantes más especies. En la administración de bacterias intestinales resulta de gran importancia que los productos prescritos contengan cepas bacterianas muy diversas que representen una gama tan amplia como sea posible. Además de aportar bacterias beneficiosas, hay que hacer retroceder a las bacterias y hongos perjudiciales.

Dicho de forma sencilla, las bacterias se nutren de los alimentos que tomamos todos los días. Si, por ejemplo, consumimos gran cantidad de azúcar durante un tiempo prolongado, eso supondrá una excelente fuente de alimentos para las bacterias intestinales patógenas. La gran disponibilidad de nutriente les permitirá propagarse de forma óptima y desbancar a las bacterias beneficiosas. Pensemos, por tanto, que nuestra forma de alimentarnos ejerce una enorme influencia en el equilibrio de la flora intestinal.

Para conseguir eficazmente ese equilibrio, debemos huir de lo siguiente:

- Antibióticos.
- Alimentos no tolerados.
- Estrés crónico.
- Consumo excesivo de azúcar y productos elaborados con harina blanca.
- Alimentación desequilibrada, sobre todo la basada predominantemente en productos de origen animal.

Tratamiento

Si se comprueba por medio de un análisis de heces que la flora intestinal está desequilibrada y que tanto las **lactobacterias** como las **bifidobacterias** aparecen en cantidades muy escasas, lo más razonable es una aportación de bacterias intestinales, que puede llevarse a cabo con bacterias naturales o con los preparados correspondientes. Incluso cuando las cifras del análisis sean las correctas, en casos de colon irritable e intolerancias alimentarias suele ser aconsejable la ingesta de bacterias intestinales o productos que las contengan, siempre y cuando sean bien tolerados por nuestro organismo. Una manera efectiva, natural y barata de ayudar a la flora intestinal consiste en el consumo de alimentos naturales que contengan bacterias, como el **chucrut, las verduras encurtidas en ácido láctico o el kvas.**[*] Sin embargo, hay que tomar precauciones en caso de una intolerancia a la histamina, ya que la ingesta de alimentos fermentados con ácido láctico puede provocar, en ciertas circunstancias, una liberación de esta amina. La intolerancia a la histamina es un factor que debe comprobarse individualmente, empezando con cantidades mínimas, pues los alimentos citados pueden actuar de forma distinta en cada paciente.

Para la intolerancia a la lactosa no deben suponer ningún problema los alimentos fermentados en ácido

---

[*] Bebida sin alcohol, a base de fermento de pan de centeno; también es conocido como «mosto de pan» (N. de la T.)

láctico, pues este no está fabricado con leche ni contiene lactosa. A pesar de ello, hay que vigilar escrupulosamente los métodos de fabricación. Si esos alimentos vienen envasados en botes o tarros de cristal y la fecha de su consumo preferente es muy dilatada, puede ocurrir que no contengan bacterias útiles y hayan perdido su verdadera eficacia. Por tanto, lo mejor es prepararlos uno mismo o comprarlos frescos.

Además de los alimentos antes mencionados, existe una gran selección de probióticos, es decir, preparados que contienen bacterias útiles para el equilibrio de la flora intestinal. La característica de un buen producto pasa por contener una gran diversidad de cepas bacterianas así como un gran número global de bacterias. Los **microorganismos eficientes** resultan muy recomendables. Fueron desarrollados en Japón durante la década de los ochenta y son una combinación de diversas cepas de bacterias de ácido láctico, levaduras y bacterias fotosintéticas. Un remedio adecuado es, por ejemplo, el complemento alimenticio Pro EM San Pur, de la firma Tisso, que contiene treinta y una cepas de bacterias. En este tipo de preparados, el distintivo «EM» indica que contienen «microorganismos eficientes».

Como norma general se puede afirmar que el aporte de bacterias intestinales debe realizarse con mucha calma. Si, desde un principio, el cuerpo recibe grandes cantidades de ellas, pueden surgir efectos secundarios como flatulencia, dolores gástricos o diarreas. Por este motivo la dosis se debe incrementar de forma gradual: por ejemplo, durante los primeros cuatro días solo se debe tomar la cuarta parte de la cantidad recomendada, los siguientes cuatro días esa cantidad será la mitad de lo prescrito, y así sucesivamente hasta alcanzar la dosis total.

Nunca se deben sobrepasar los plazos de administración recomendados. Aquí también resulta decisivo que cada uno escuche a su propio cuerpo y observe cuidadosamente sus reacciones. Ante una intolerancia a la histamina puede ocurrir que no se soporten las bacterias intestinales. O que los **microorganismos eficientes** generen problemas durante el proceso de fermentación. Resulta conveniente que cada uno se informe detalladamente sobre una amplia selección de productos.

Producto	Pro EM San Pur (Tisso)
Cepas de bacterias	31
Presentación	Líquido
UFC por dosis diaria	30.000 millones ($3*10^{10}$)
Precio desde	40 € (1 litro)
Ingredientes	Agua, melaza y azúcares, microorganismos, semillas de comino negro, extracto de semillas de uva: (complejos procianidólicos oligoméricos), *ling zhi* (hongo *Ganoderma lucidum*)

Producto	Bactoflor (Intercell)
Cepas de bacterias	10
Presentación	Cápsulas
UFC por dosis diaria	20.000 millones (2*10^{10})
Precio desde	22 € (30 cápsulas)
Ingredientes	Cultivos de bacterias, inulina, almidón de patata, ácido ascórbico, estearato de magnesio vegetal, celulosa

Producto	8 plus (ProBio)
Cepas de bacterias	8
Presentación	Cápsulas
UFC por dosis diaria	1.000 millones (1*10^9)
Precio desde	25 € (90 cápsulas)
Ingredientes	Almidón de maíz, maltodextrina, hidroxipropilmetilcelulosa (envoltura de las cápsulas), inulina, cultivos probióticos, fructooligosacáridos, polvo de vainilla

Producto	Probiotic G.I. (PureEncaps)
Cepas de bacterias	6
Presentación	Cápsulas
UFC por dosis diaria	20.000 millones (2*10^{10})
Precio desde	28 € (60 cápsulas)
Ingredientes	Cultivos de bacterias, almidón de arroz, cápsulas vegetales (celulosa, agua)

Producto	Darmflora Restore (Sanature)
Cepas de bacterias	5
Presentación	Polvo
UFC por dosis diaria	40.000 millones (4*10¹⁰)
Precio desde	19 € (200 g)
Ingredientes	Maltodextrina, harina de arroz, cultivos activos

Tabla 2. Selección de productos de bacterias intestinales con pocos ingredientes añadidos (UFC: unidades formadoras de colonias)

Para incrementar el efecto de los probióticos, es decir, de las bacterias beneficiosas, resulta muy adecuada la toma de los denominados **prebióticos**. Se trata de un tipo especial de fibra que no puede ser digerida, pero que les sirve a las bacterias amigas como alimento que favorece su proliferación.

Los prebióticos están contenidos, por ejemplo, en la oligofructosa (fructosa rica en fibra) o en la sustancia activa vegetal inulina, así como en diversos tipos de hortalizas (cebolla, alcachofa, escorzonera, espárrago) y cereales (centeno, trigo, avena). Algunos productos probióticos ya llevan añadidos los prebióticos. A causa de su componente indigerible pueden causar problemas gástricos, por lo que se debe comprobar la intolerancia de cada individuo.

Una cuestión controvertida en el tema de las bacterias intestinales gira en torno a saber si son capaces de sobrevivir o no en un medio ácido (pH bajo) en el estómago y de llegar vivas al intestino. Algunos fabricantes las ofrecen en cápsulas gastrorresistentes, mientras que otros aseguran que son las propias bacterias las que se protegen de los ácidos gástricos. Lo cierto es que, de momento, se desconoce quién tiene la razón.

El chucrut y las verduras encurtidas llevan consumiéndose mucho tiempo, en unos países más que en otros, y son innumerables las personas que se sirven de ellas en provecho de su salud, por lo que resulta improbable que las bacterias se destruyan en el estómago y pierdan su efectividad. Las cápsulas gastrorresistentes puede que no sean perjudiciales, pero tampoco son absolutamente necesarias para aprovechar las saludables características de las bacterias intestinales.

El síndrome del intestino permeable

En un intestino sano las células de la mucosa están firmemente acopladas unas con otras, de forma que no pueda infiltrarse en la sangre ninguna sustancia extraña. Puede ocurrir, por causas muy diversas, que esas conexiones celulares no sean demasiado tupidas; ese estado se conoce con el nombre de **síndrome del intestino permeable**.

A causa de este síndrome pueden pasar incontroladamente, desde el intestino hasta el torrente sanguíneo, los componentes alimentarios mal digeridos, las sustancias tóxicas y los alérgenos que en circunstancias normales no son capaces de traspasar el conjunto firmemente trabado de células, ya que se consideran «cuerpos extraños» y se eliminan del organismo. Una vez perdida las conexiones intercelulares ya no existe una barrera de defensa y los cuerpos extraños van directamente a la sangre. Por eso, los síntomas no se limitan localmente a afectar al tracto gastrointestinal, sino que pueden presentarse por todo el cuerpo, por ejemplo en forma de dolores de cabeza, alergias, enfermedades autoinmunes y otros muchos problemas. Las personas con colon irritable e intolerancias alimentarias sufren con frecuencia el síndrome del intestino permeable. Las causas de su aparición son muy variadas:[9]

- Enfermedades inflamatorias intestinales crónicas (enfermedad de Crohn y colitis ulcerosa).
- Intolerancia a la histamina.
- Celiaquía/sensibilidad al gluten.
- Alimentos no tolerados.
- Insuficiencia pancreática.
- Estrés prolongado.
- Infecciones (parásitos, bacterias, virus).
- Desequilibrio de la flora intestinal.
- Excesivo consumo de medicamentos o alcohol.
- Metales pesados.

Para comprobar la existencia del síndrome del intestino permeable existen diversos marcadores fecales.

El más importante es la **alfa 1-antitripsina**. Si aumenta su valor, estaremos ante un signo más que probable de que exista una inflamación de la mucosa intestinal, frecuentemente un aviso fiable de un incremento de la permeabilidad intestinal.[9]

La alfa 1-antitripsina es una proteína producida en el hígado. Si se identifica en gran cantidad en las heces, puede deberse a que ha llegado al intestino, donde apenas se ha descompuesto; ese es el motivo de su presencia en las heces.[8]

Otro importante marcador para este síndrome es el neurotransmisor **zonulina**. Se trata también de una proteína y sirve como regulador de las conexiones celulares de la mucosa intestinal. Un valor elevado del nivel de zonulina señala que las uniones celulares están muy relajadas y, en consecuencia, aparece una alta permeabilidad en el intestino.

Los análisis de ambos marcadores se pueden realizar en muchos laboratorios clínicos. Ambos en conjunto son un signo muy fiable del síndrome del intestino permeable.

Como puede verse en la figura 9, las causas de este síndrome pueden ser diversas. En la figura 10 se ilustra una de esas causas: el equilibrio de la flora intestinal se puede haber visto alterado debido a una ingesta prolongada de antibióticos y, como consecuencia, se ha inflamado la mucosa intestinal, con lo que la unión celular ya no es tan precisa y consiguen llegar al torrente sanguíneo

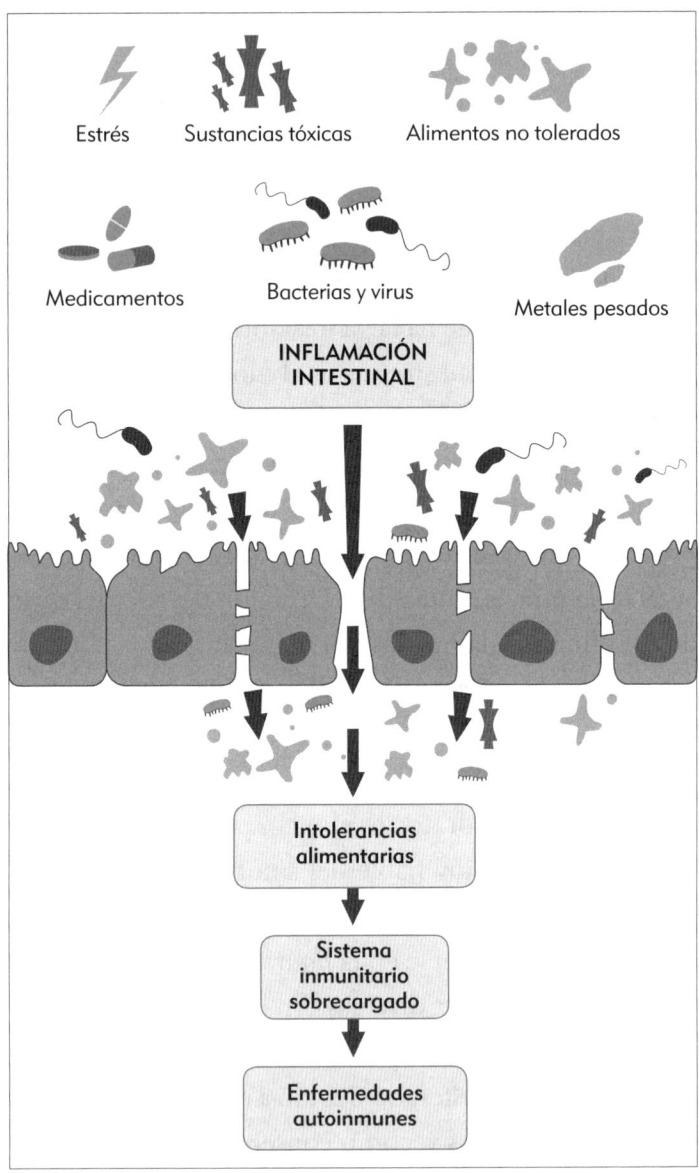

Figura 9. Posibles causas y consecuencias de un síndrome del intestino permeable

tanto sustancias extrañas como componentes alimenticios no digeridos. Dado que los «enemigos» han superado la barrera intestinal, el sistema inmunitario reacciona actuando en consecuencia.

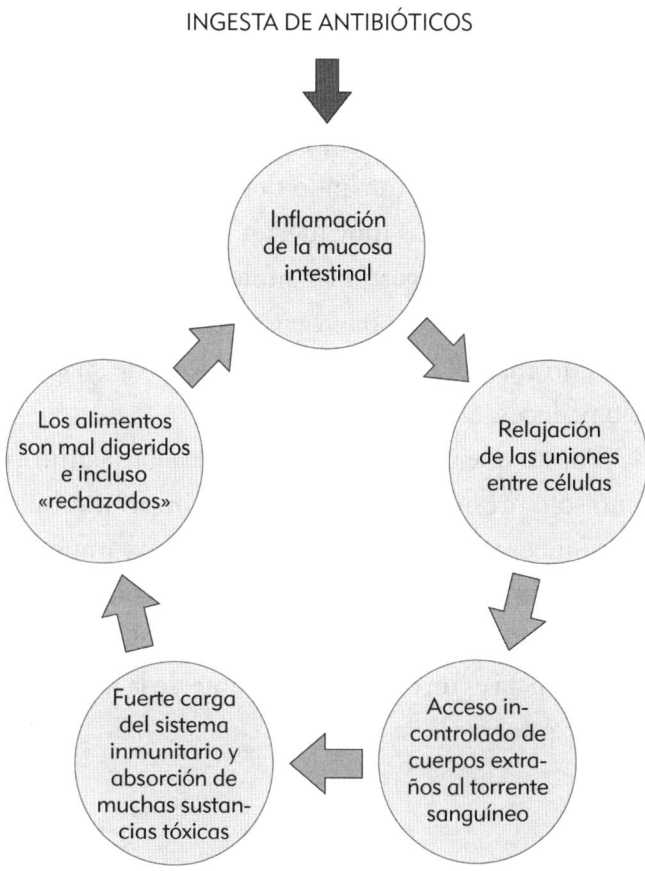

Figura 10. El síndrome del intestino permeable como consecuencia de la ingesta de antibióticos

Si, además, se comen alimentos no tolerados (quizá por desconocer dicha intolerancia), la mucosa intestinal vuelve a resultar irritada, y eso repercute de nuevo en las conexiones celulares. Se crea un círculo vicioso que se retroalimenta e incluso se incrementa aún más (figura 10).

A veces es interesante volver la vista atrás y dirigirla a tu historia clínica para tratar de averiguar cuál es el desencadenante de tus problemas de salud. Si, por ejemplo, has estado tomando durante meses antibióticos u otros fármacos muy fuertes y actualmente padeces problemas de digestión o intolerancias alimentarias, todo eso puede ser un buen aviso de la futura aparición del síndrome del intestino permeable, o de su causa si ya lo padeces.

Puesto que un valor muy alto de la alfa 1-antitripsina no solo presupone una pérdida de impermeabilidad de la mucosa intestinal, sino también una importante inflamación, no debe descartarse una intolerancia a la histamina (ver «Histamina», en el capítulo dos), pues esta sustancia es un conocido causante de la inflamación y puede reforzar la ya existente.

Tratamiento

Aunque en un principio el diagnóstico del intestino permeable suene un poco dramático, existe un buen remedio contra él. Sé, por experiencia propia, que se puede curar, pero para conseguirlo hay que darle tiempo al cuerpo. Está claro que la duración del tratamiento es distinta para cada persona. Los terapeutas más experimentados hablan de un espacio de varias semanas para acabar por completo con el síndrome. El tratamiento se basa principalmente en tres pilares:

- Impedir una nueva irritación del intestino causada por una alimentación inadecuada.
- Reforzar el sistema inmunitario.
- Reestructurar la mucosa intestinal y reducir la inflamación.

Para regenerar el intestino es indispensable evitar todos los alimentos no tolerados, ya que no hacen más que irritar la mucosa, poner en marcha nuevos procesos inflamatorios e impedir la curación.

Las pruebas destinadas a averiguar cuáles son se describen en el apartado «Alergia o intolerancia: test de reacciones alimentarias adversas», en el capítulo dos. El segundo aspecto, el refuerzo del sistema inmunitario, se expondrá a continuación, en la sección «El sistema inmunitario del intestino», en este mismo capítulo.

Entre los remedios más importantes para el tercer pilar de un tratamiento eficaz, es decir, la reestructuración de la mucosa intestinal y la reducción de la inflamación, desempeñan un papel muy notable los aminoácidos, especialmente la **L-glutamina**. Están disponibles en polvo o en forma de cápsulas. Las recomendaciones de dosificación se mueven en el campo de 3 a 5 g diarios, en función del grado de intolerancia. También existen infusiones concebidas especialmente para intolerancias alimentarias y el síndrome del intestino permeable.

Es importante advertir que los aminoácidos, por separado, no se deben tomar durante mucho tiempo (no más allá de unos tres meses) ni en grandes cantidades, pues pueden provocar una modificación de su perfil orgánico global.

Otra posibilidad recomendable tanto para la reestructuración de la mucosa intestinal como para reducir la inflamación son las **bacterias *E. coli***, si bien hay que distinguir entre algunas especies patógenas de este tipo de bacterias y otras que son muy útiles al intestino. Están disponibles en forma de gotas o cápsulas, y se recomienda conservarlas en la nevera. Un remedio probiótico frecuentemente prescrito es Mutaflor. Lo más importante es que, antes de la toma de bacterias *E. coli*, se realice una prueba de heces para comprobar la cantidad actual de bacterias en el intestino; si esa cifra ya es elevada, puede resultar contraproducente un nuevo aporte. Pueden ocasionar más problemas que beneficios.

Como sucede con otras bacterias intestinales, para la *E. coli* también es útil una administración gradual a fin de mejorar su digestibilidad. Hay que ir subiendo la dosis paso a paso hasta llegar a la cantidad recomendada.

Para controlar adecuadamente la inflamación de la mucosa intestinal resulta muy adecuada la **vitamina C**. La prestigiosa Asociación Alemana para la Nutrición fija en unos 100 mg diarios la dosis recomendada para un adulto. Sin embargo, esa cantidad se refiere a personas sanas; para la inflamación de la mucosa intestinal se necesita una dosis mucho más elevada de esta vitamina.

La sobredosis es prácticamente imposible, pues se trata de una vitamina hidrosoluble y el cuerpo se encarga de eliminar la cantidad que no necesita. Se puede ingerir junto con la comida o bien inyectada, en dosis de 10 a 20 g. La gran ventaja de inyectarla es que, al ir directamente a la sangre, el organismo tiene a su disposición la totalidad de la vitamina ingerida, mientras que cuando se toma oralmente hay una parte determinada que se pierde en el proceso de absorción.

Otro remedio para el síndrome del intestino permeable es el **oligoelemento zinc**. Participa en más de trescientos procesos enzimáticos y se utiliza especialmente en el desarrollo del crecimiento y en la división celular. Además, contribuye a la curación de las heridas y a la reestructuración de las mucosas. A eso se añade la propia característica antiinflamatoria del zinc, que es especialmente útil para incrementar el nivel de alfa 1-antitripsina.

Para no impedir la absorción del zinc, es necesario no tomarlo junto a las comidas, sino al menos una hora antes. Lo ideal es ingerirlo por la tarde junto con vitamina C, cofactor útil para mejorar la asimilación. La Oficina Federal para la Prevención de Riesgos alemana recomienda que, a largo plazo, no se deben tomar más de 30 mg diarios de zinc.[10] No ocurre lo mismo con la vitamina C, ya que, como he indicado, no existe riesgo de sobredosis.

Con las medidas arriba mencionadas, personalmente, he conseguido unos resultados muy buenos. La primera medición de mi nivel de alfa 1-antitripsina llegó a ser superior a 112 (figura 11), cuando en una persona sana no debía pasar de 27,5. Este aparatoso valor daba cuenta de la existencia de una inflamación masiva de la mucosa intestinal.

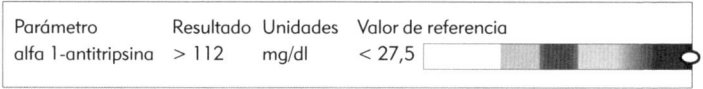

Parámetro	Resultado	Unidades	Valor de referencia
alfa 1-antitripsina	> 112	mg/dl	< 27,5

Figura 11. Resultado de la primera medición de mi nivel de alfa 1-antitripsina, antes del tratamiento

Después de la toma oral de zinc y preparados de *E. coli*, además de varias inyecciones de aminoácidos y altas dosis de vitamina C (10 g por inyección), en aproximadamente medio año el nivel bajó a 14,2 (figura 12). Se puede comprobar que el tratamiento fue útil, ya que redujo en gran medida la inflamación de la mucosa intestinal.

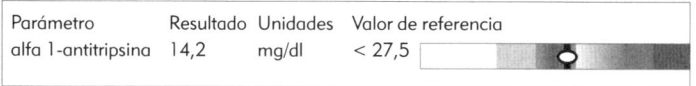

Figura 12. Resultado de la segunda medición de mi nivel de alfa 1-antitripsina, después del tratamiento

Además de los mencionados, existen muchos otros remedios de probada eficacia para la curación del síndrome del intestino permeable:

- Ácidos grasos omega-3.
- Probióticos (bacterias intestinales).
- Lecitina.
- Vitaminas A y D.
- Selenio.
- Myrrhinil-Intest (remedio vegetal de la firma Repha).
- Complejo de vitaminas B.

El sistema inmunitario del intestino

Para defenderse de influencias exteriores indeseadas, el organismo ha creado un sistema inmunitario de extraordinaria complejidad. Como no es un órgano físico, normalmente no es demasiado conocido. El sistema inmunitario es una especie de muro defensivo contra intrusos como bacterias, virus o parásitos.

Más del 80 % de este sistema defensivo se encuentra en el intestino, que es su sede central. Por eso, un intestino saludable ejerce una gran influencia en la capacidad de rendimiento del sistema inmunitario, del mismo modo que un sistema inmunitario débil actúa negativamente sobre el intestino. Por este motivo las enfermedades víricas pueden acarrear problemas digestivos e intolerancias alimentarias.

Un parámetro para revisar la actividad del sistema inmunitario del intestino es la **inmunoglobulina A secretora (SIgA)**. Un nivel demasiado bajo puede deberse a distintas causas:

- Reacciones alérgicas (alergia a los alimentos, asma, neurodermatitis, etc.).
- Una gran propensión a las infecciones.
- Exceso de permeabilidad de la mucosa intestinal.

Por el contrario, un nivel excesivamente alto indica una inflamación de la mucosa intestinal o bien que el organismo se está enfrentando a virus y parásitos. Dado que el sistema inmunitario participa en casi todos los procesos corporales y juega un papel muy notable sobre todo en las intolerancias alimentarias, el nivel de SIgA representa un importante marcador para el tratamiento.

Tratamiento

Como es lógico, existen diferentes tratamientos dependiendo de si se dan unos niveles altos o bajos de

SIgA. El objetivo ante unos niveles bajos consiste en estimular el sistema inmunitario del intestino. Para ello son de gran ayuda los **aminoácidos**. Se pueden tomar en forma de un preparado complejo que contenga distintos aminoácidos. En caso de no poder asimilarlos, por intolerancias o irritación intestinal, la alternativa pueden ser las infusiones. Esto se puede complementar con una alimentación muy rica en proteína.

También se puede estimular el sistema inmunitario del intestino por medio de **calostros**. Se trata de la primera leche que producen las hembras de los mamíferos inmediatamente después del parto. Los productos comercializados se suelen preparar a base de calostro de vaca. Contiene sobre todo vitaminas, minerales y oligoelementos como factores del crecimiento y la nutrición, así como importantes aminoácidos. Después del parto, el sistema inmunitario del neonato aún no está bien desarrollado y debe ser protegido por el de la madre. Por eso, la primera leche contiene gran cantidad de sustancias que son especialmente necesarias para fortalecer el sistema inmunitario del recién nacido.

Aunque existen productos de calostro sin lactosa, siempre se debe realizar una prueba de intolerancia a los productos lácteos (lactosa o proteínas de la leche) mediante una administración gradual; al fin y al cabo, el calostro es un producto lácteo.

Si se observa una insuficiencia inmunitaria asociada al intestino, siempre se puede recurrir, como es lógico, a todas las medidas que **fortalezcan en general el sistema inmunitario**: la práctica frecuente de ejercicio al aire libre, el consumo de fruta y verduras (siempre que sean digeribles), la supresión del estrés, visitas a la sauna, la suplementación con vitaminas y minerales, etc.

Si existe un nivel de **sIgA** elevado junto con una inflamación intestinal (que se puede comprobar por un incremento del nivel de alfa 1-antitripsina), lo más conveniente es controlar primero la inflamación (ver «El síndrome del intestino permeable», en este capítulo), con lo que se reforzará el sistema inmunitario del intestino. También puede ser oportuno un nuevo análisis de parásitos y agentes patógenos (ver «Agentes patógenos, bacterianos, virus y parásitos», en este mismo capítulo).

Parámetro	Resultado	Unidades	Valor de referencia
SIgA	>7500	µg/dl	510-2040 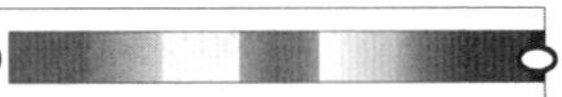

Figura 13. Nivel de SIgA antes del tratamiento

En mi caso particular sufría una inflamación intestinal masiva (reflejada en un nivel extremadamente alto de alfa 1-antitripsina), por lo que no pareció extraño que mi sistema inmunitario intestinal estuviera sobrecargado. Una vez rebajada la inflamación con las medidas adecuadas, también mejoró el sistema inmunitario. En aproximadamente medio año el valor, que era superior a 7.500 (figura 13), bajó a un nivel normal de 573 (figura 14).

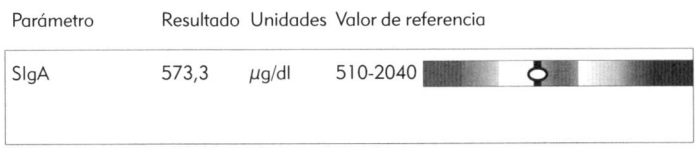

Figura 14. Nivel de SIgA después del tratamiento

La calprotectina

Para constatar si existen patologías inflamatorias intestinales crónicas, como la enfermedad de Crohn o la colitis ulcerosa (más información sobre ambas en «Enfermedades inflamatorias intestinales crónicas: enfermedad de Crohn y colitis ulcerosa», en este mismo capítulo), se puede recurrir al biomarcador calprotectina (proteína fijadora de calcio y zinc). Las infecciones o tumoraciones intestinales pueden dar como resultado unos valores elevados de este marcador.

Ante un nivel alto de calprotectina se deben realizar otras pruebas, pues este valor por sí solo no indica con precisión el problema. La práctica conjunta de una **colonoscopia** puede brindar una explicación al gastroenterólogo. También es conveniente un análisis de **complejos de hemoglobina-haptoglobina** o del **valor M$_2$-PK**. Este último es una enzima de proliferación de los tejidos que puede registrarse en los pólipos y las alteraciones tisulares benignas. Junto con los complejos de hemoglobina-haptoglobina, puede utilizarse para comprobar la existencia de sangre en las heces.

Tratamiento

Un valor elevado de calprotectina no debe llevarnos obligatoriamente a pensar en lo peor. No tiene por qué tratarse, como algunos podrían pensar, de un tumor, sino que puede referirse, por ejemplo, a una inflamación masiva.

Lo fundamental es evitar los alimentos que no se digieren bien. Si se siguen consumiendo solo se conseguirá que se refuerce la actividad inflamatoria. Únicamente **cuando se supriman esos alimentos** se le dará al organismo la **posibilidad de curación**, ya que no se verá obligado a centrarse en continuas reacciones inmunitarias, sino que podrá utilizar su energía para la regeneración y la reconstrucción. No obstante, se debe comprobar si, además de los alimentos, existen otros factores que puedan provocar la subida de calprotectina, como por ejemplo:

- Enfermedades bacterianas o víricas.
- Estrés o graves sobrecargas psíquicas.
- Tabaquismo prolongado durante años.
- Contaminantes medioambientales (disolventes, metales pesados, etc.).

Si, basándose en otros análisis, se deduce la existencia de una inflamación crónica del intestino, solo se deben tomar las medidas necesarias para atenuarla, como pueden ser los antiinflamatorios ya descritos para el tratamiento del síndrome del intestino permeable (ver el apartado «Tratamiento», de la página 122).

¡Sal de ahí, hongo, estás rodeado! Cándida y levaduras

La *cándida* es una levadura que se propaga fundamentalmente en las mucosas. La especie que aparece con más frecuencia es la *Candida albicans*. En principio aparece en casi todos los seres humanos, en contra del argumento de que la sobrecarga de *cándida* casi no puede medirse en pacientes con intolerancias alimentarias. A fin de cuentas, esa imposibilidad de medirla es justamente la prueba de la intensidad con que se ha propagado la levadura.

Una colonización masiva del intestino por *cándida* puede ser un síntoma de debilidad de las defensas orgánicas o el uso que hace el cuerpo de los hongos para rechazar elementos dañinos. Tal es el caso, por ejemplo, de una intoxicación por metales pesados (se ha comprobado frecuentemente que los afectados por *cándida* suelen presentar una sobrecarga significativa de ellos). El organismo no suele disponer normalmente de la capacidad de deshacerse de esos metales. En consecuencia, solo le queda la alternativa de protegerse lo mejor posible de sus efectos (ver «*Heavy Metal* para el intestino: metales pesados», en este mismo capítulo). Esa protección consiste, la mayoría de las veces, en fijar los metales a base de hongos *cándida*, pues se entiende que los productos del metabolismo de este hongo son un mal menor comparados con los metales pesados. Sea como sea, si esos metales son la causa de los hongos, ningún tratamiento con *cándida* sería eficaz mientras no se acabara con la contaminación por metales pesados.

La *cándida* también se propaga **después de los tratamientos con antibióticos**, pues estos fármacos desequilibran la flora intestinal y generan unas magníficas condiciones de vida para el hongo.

Los síntomas de un sobrecrecimiento de *cándida* pueden ser muy distintos en cada persona: flatulencia, alergias, dolores de cabeza, diarreas, etc. Un síntoma muy normal es sentir agotamiento un tiempo después de comer, especialmente cuando la comida ha sido rica en hidratos de carbono o azúcares. El motivo es que la *cándida* se alimenta de carbohidratos (sobre todo de azúcar), con lo que su población tarda muy poco tiempo en duplicarse. En vista de este vertiginoso crecimiento, el cuerpo se sobrecarga intensamente con los productos del metabolismo del hongo, y eso provoca la sensación de agotamiento después de las comidas.

Existen distintas pruebas para comprobar si hay un número desmesurado de levaduras en el intestino.

Una de ellas es el **análisis de heces**, aunque se debe tener en cuenta que la *cándida* se adhiere frecuentemente a la mucosa intestinal formando una especie de nidos. Aunque su número sea muy grande, es posible que no se detecten en un análisis de heces. Como solución, en caso de sospecha de la presencia de una candidiasis, se puede recurrir a hacer dos o tres análisis fecales (ver «Consejos para la correcta obtención de una muestra de heces», en este mismo capítulo). Las causas de un valor elevado de este marcador pueden deberse también a infecciones o tumoraciones intestinales.

Otra posibilidad para comprobar la existencia de estos hongos es la práctica de un test de transformación de linfocitos (LTT, según sus siglas en inglés). Los linfocitos son una especie de células de la sangre que están dotadas de memoria y con los que se puede comprobar si el sistema inmunitario se está enfrentando a la *cándida*. El continuo perfeccionamiento de este test nos ha permitido conseguir unos resultados muy fidedignos.

Su inconveniente es que no indica la localización exacta de la candidiasis, que puede haberse propagado a todas las mucosas del cuerpo. La mayoría de las veces, el test y una observación de los síntomas permiten establecer un diagnóstico preciso. Por ejemplo, si el paciente ofrece un alto nivel de linfocitos, tiene problemas de digestión y siente cansancio después de comer, hay una gran probabilidad de que el hongo se haya propagado en su intestino.

Estos son los consejos que ofrezco para un diagnóstico acertado de *cándida*:

- Realizar al menos dos o tres análisis de heces.
- Observar los síntomas y las molestias: ¿existen los síntomas típicos de la candidiasis? ¿Se presentan las molestias sobre todo después de ingerir alimentos ricos en azúcares o carbohidratos?
- En caso de análisis de heces que sean poco reveladores o para consolidar el diagnóstico, resulta muy recomendable la práctica de un LTT.

A veces también se puede utilizar un **marcador metabólico para diagnosticar la cándida**, por ejemplo el beta-cetoglutarato, citramalato, tartrato, arabinosa, arabinitol o furancarboxilato. Si las medidas anteriormente comentadas no arrojan suficiente claridad, los marcadores metabólicos pueden servir de ayuda.

Quisiera disentir de los procedimientos con los que se mide la *cándida* en sangre. En mi opinión no son métodos fiables. Es muy frecuente que en un primer momento el paciente no sepa lo que va a medir su prueba de sangre, porque el encargo se realiza en un laboratorio. A todos nos debería sorprender que un análisis de Cándida también indique niveles de metales pesados, flora intestinal, virus, patógenos y mucho más con una sola extracción de sangre, y además a un precio más que ajustado. A mí también me realizaron uno de esos análisis y al final me sentí muy descontento de recibir un tratamiento basado en un método diagnóstico bastante inseguro. Es parecido a levantar un edificio sobre cimientos de arena.

A continuación presento un ejemplo de medición de *cándida* en un análisis de heces:

Parámetro	Resultado	Unidades	Valor de referencia	
Candida species	<10^3	UFC/g heces	<10^3	
Candida species	<10^3	UFC/g heces	<10^3	

Figura 15. Determinación de niveles de cándida en un análisis de heces

Tratamiento

Una vez observada la existencia de un excesivo número de *cándida*, surge la pregunta de cuál es el tratamiento adecuado. No es raro que los pacientes informen sobre la ineficacia de muchos tratamientos debido a que los hongos siempre acaban regresando. El motivo principal es que la causa subyacente no se ha eliminado.

Un buen tratamiento contra la *cándida* debe apoyarse en varios pilares. La **alimentación** es uno de los aspectos más importantes. Ni la mejor terapia mostrará un éxito duradero si los hongos vuelven a ser «alimentados» con cada comida y de esa forma son capaces de multiplicarse de nuevo.

Sería conveniente diferenciar si existe una infección por *cándida* o bien una alergia a este hongo o a las levaduras en general. En el caso de una alergia, hay que evitar los alimentos que contengan levaduras para impedir que se desencadenen reacciones alérgicas indeseadas.

La *Candida albicans* se alimenta sobre todo de hidratos de carbono, y muy especialmente de azúcar. Es importante reducir al mínimo las bebidas y comidas azucaradas, es decir, golosinas, frutas dulces, frutos secos y zumos de fruta, entre otros alimentos. También hay que prescindir de la harina blanca, pues nuestro organismo transforma rápidamente la harina en azúcar. Además, al contrario de lo que ocurre con la harina integral, la blanca apenas contiene fibra.

Esta forma de alimentación no tiene por qué ser duradera; basta con que se adopte mientras se esté aplicando el tratamiento. Pero tampoco hay que llegar al extremo de intentar matar de hambre a los hongos a base de una renuncia total a los carbohidratos. Esto llevaría a un claro empeoramiento de la situación.

Si el hongo percibe que durante un espacio de tiempo largo se han suprimido los carbohidratos en la alimentación, se enterrará profundamente en la mucosa intestinal, de donde resulta más difícil de eliminar. En el proceso dicha mucosa resulta perforada y se inflama. La *cándida*, que es un artista de la supervivencia, puede entrar en la sangre. El peor efecto una vez que ha llegado al torrente sanguíneo es que se propagará por todo el cuerpo, con los consiguientes perjuicios.

Se puede considerar que una de las causas del sobrecrecimiento de *Candida* es la presencia de **metales pesados** en el organismo. Si se descubre un exceso de estos metales en el organismo, lo más importante es eliminarlos antes de comenzar con la terapia antifúngica (ver «*Heavy Metal* para el intestino: metales pesados», en este mismo capítulo). Es muy frecuente que un tratamiento eficaz contra los metales haga que también desaparezca la *cándida*, pero si no se eliminan los metales pesados, no existe ninguna terapia eficaz contra el hongo.

Como suele aparecer a consecuencia de un trastorno de la flora intestinal o de un tratamiento con antibióticos, en la batalla contra la *cándida* puede resultar útil la **ingesta de bacterias intestinales** (ver «Miles de millones de amiguitos: las bacterias intestinales» en este mismo capítulo) ya que, por un lado, reequilibran la flora intestinal y, por otro, hacen retroceder los gérmenes patógenos y los hongos.

La mejor forma de abordar el tratamiento es mediante una **lenta eliminación de la cándida**. Son muchos los motivos que hablan en contra de una cura radical:

- Si el hongo «pasa hambre» debido a una supresión total de los carbohidratos, eso lo llevará a enterrarse profundamente en la mucosa intestinal, en la que producirá poros por los que escapará

hacia el torrente sanguíneo y se distribuirá por todo el cuerpo.
- Una eliminación rápida del hongo (por ejemplo con nistatina) provocará en muy poco tiempo la formación de muchas sustancias tóxicas que sobrecargarán gravemente al hígado y serán críticas para un síndrome del intestino permeable.
- Si el hongo es destruido con demasiada rapidez y existe una sobrecarga de metales pesados, en un corto espacio de tiempo esos metales quedarán libres en el organismo. Eso puede provocar graves intoxicaciones por almacenamiento de metales en los órganos y llevar a consecuencias muy graves.

Un remedio frecuentemente usado es la **nistatina**, un antimicótico que se almacena en la membrana celular de los órganos, donde produce poros que atraviesan los iones de potasio; estos provocan la destrucción del hongo.

La nistatina fue desarrollada por las autoridades sanitarias del estado de Nueva York, en cuyo honor recibió ese nombre.* No es eficaz contra las bacterias y, por eso, tampoco perjudica la flora intestinal. A primera vista parece ser el remedio ideal para tratar una candidiasis. Sin embargo, existe el riesgo de que, en lugar de mejorar, los pacientes empeoren. Si es muy elevado el número de hongos destruidos, se liberará en el organismo una gran

---
* New York State-IN: NYSTATIN.

cantidad de sustancias tóxicas. Sobre todo en el síndrome del intestino permeable puede darse el caso de que esas sustancias tóxicas lleguen al torrente saguíneo, lo que supone una gran sobrecarga orgánica. Resultará afectado el hígado, responsable de la eliminación de los productos tóxicos.

Otro inconveniente de la nistatina es que solo ataca a los síntomas. En aquellos pacientes con un desequilibrio de la flora intestinal o una carga de metales pesados que hayan traído como consecuencia un aumento excesivo de *Candida albicans*, la eliminación del hongo solo les servirá de ayuda a muy corto plazo. En cuanto encuentre unas condiciones de vida óptimas, no tardará mucho en volver.

Existen algunos remedios naturales que pueden ser un eficaz tratamiento global:

- Aceite de coco.
- Extracto de pepitas de uva.
- Aceite de orégano (cápsulas).
- Vinagre de manzana.
- Granada.
- Ajo.

Otros hongos

A pesar de que la *Candida albicans* suele provocar la afección intestinal más frecuente, eso no quiere decir que sea el único hongo presente en el intestino. Por eso, en cualquier análisis de heces es recomendable buscar otros agentes patógenos micológicos. Para abordar un diagnóstico más a fondo, también resulta recomendable la práctica de un test de transformación de linfocitos para determinadas clases de hongos.

Tratamiento

El tratamiento de los demás hongos patógenos del tracto intestinal sigue las mismas pautas que el utilizado con la *Candida albicans*. En general, un tratamiento antimicótico se apoya en varios pilares:

- Fortalecer el sistema inmunitario.
- Reequilibrar la flora intestinal.
- Eliminar los metales pesados (en caso de estar presentes).
- Emplear remedios antimicóticos suaves.

EN RESUMEN: ¿QUÉ PUEDO HACER ANTE UN ANÁLISIS DE HECES ANÓMALO?

Todas las medidas terapéuticas descritas en los apartados anteriores para cualquier marcador fecal aparecen resumidas en la tabla 3, que figura a continuación.

En caso de valores anómalos debe servir como norma general que la curación solo puede producirse cuando se evitan los alimentos no tolerados. Nuestro cuerpo debe recibir una alimentación variada y saludable, con tantos nutrientes como sea posible. Además, lo más importante es eliminar las causas. Pregúntate cuál es el motivo de tu problema. Por ejemplo:

- ¿Por qué se me ha inflamado el intestino?
- ¿Por qué se me ha propagado con tanta virulencia la *Candida albicans*?
- ¿Por qué es tan alto mi pH intestinal?

Si este valor de laboratorio es anómalo…	… Resulta útil aplicar las siguientes medidas terapéuticas
pH intestinal	• Ácido láctico dextrógiro • Alimentación saludable (mucha fruta y verdura frescas) • Bacterias intestinales beneficiosas
Bacterias intestinales	• Chucrut o verduras encurtidas en ácido láctico • *Kvas* (mosto de pan) • Productos con bacterias intestinales beneficiosas (en particular, microorganismos eficientes) • Prebióticos (por ejemplo, oligofructosa o inulina) • Alimentación saludable

Si este valor de laboratorio es anómalo...	... Resulta útil aplicar las siguientes medidas terapéuticas
Alfa 1-antitripsina y zonulina	• Evitar a toda costa los alimentos no tolerados • L-glutamina • Bacterias *E.coli* • Vitamina C (especialmente recomendable en infusión altamente dosificada) • Zinc • Lecitina • Ácidos grasos omega-3 • Bacterias intestinales beneficiosas
SIgA	Para valores bajos: • Aminoácidos (también posible como infusión) • Calostro • Medidas para un fortalecimiento general del sistema inmunitario Para valores elevados en simultaneidad con altos niveles de alfa 1-antitripsina/zonulina: • Medidas como las descritas para niveles anómalos de alfa 1-antitripsina y zonulina • Otros análisis: ¿contra qué debe combatir el sistema inmunitario asociado del intestino?

Si este valor de laboratorio es anómalo...	... Resulta útil aplicar las siguientes medidas terapéuticas
Calprotectina (si el nivel es muy elevado)	Otros análisis: • Complejo hemoglobina-haptoglobina • Valor M2-PK. Nivel de calprotectina (ver «Calprotectina», en este mismo capítulo) • Colonoscopia Son útiles todas las medidas antiinflamatorias, como las descritas para los niveles anomalos de alfa 1-antitripsina y zonulina
Cándida (y levaduras en general)	• Alimentación para combatirla (precaución especial con el azúcar, la harina blanca, etc.) • No hacer que «pase hambre» • Comprobar el nivel de metales pesados • Bacterias intestinales beneficiosas • Aceite de coco • Extracto de pepitas de uva • Aceite de orégano

Tabla 3. Medidas más importantes para diferentes valores de laboratorio anómalos

Consejos para la correcta obtención de una muestra de heces

Lo normal es que la recogida de una muestra de heces resulte muy fácil para el paciente. Sin embargo, la *cándida* presenta unas características especiales que complican el proceso. Como indiqué anteriormente, con frecuencia se adhiere a la mucosa intestinal formando «nidos» y no siempre es visible en un análisis. Unos sencillos trucos te permitirán desprenderla del intestino para así comprobar su existencia.

A la hora de recoger una muestra de heces ten en cuenta lo siguiente:

- A fin de que los hongos se desprendan de las vellosidades intestinales, unos días antes de la recogida debes consumir comida rica en fibra (grano integral, hortalizas, ensaladas, fibra alimentaria).
- Dos o tres días antes de la prueba, hay que beber diariamente un vaso de agua a la que se añadirá una cucharada de vinagre de manzana. Así disminuirá la adherencia de los hongos en el intestino.
- Procura que no se adulteren las heces con el agua del inodoro.
- Para que se mezclen los «nidos» de hongos, remueve las heces con el bastoncillo de plástico incluido en el envase de recogida.
- Toma con el bastoncillo pequeños fragmentos de heces en unas cinco zonas distintas de la deposición.
- En el caso de análisis de *cándida* es necesario realizar varias pruebas de heces.
- Envía directamente la prueba al laboratorio. Si lo haces por correo, es preferible entregarla en la oficina antes de echarla en el buzón, para que llegue lo antes posible.

HEAVY METAL PARA EL INTESTINO: METALES PESADOS

Cuando se habla de una contaminación por metales pesados, lo más probable es que pensemos involuntariamente en un minero en permanente contacto con los metales o en las personas que, por su trabajo, están expuestas a los vapores del mercurio. Sin embargo, en los últimos años se ha comprobado que son cada vez más los seres humanos afectados por intoxicaciones causadas por metales pesados, independientemente de su profesión. Esto se debe a la contaminación del medioambiente, por lo que no tiene nada que ver con el contacto directo con metales pesados. Es muy frecuente que estos guarden relación con el colon irritable y las intolerancias alimentarias. Existen numerosas historias de pacientes para los que la curación solo ha sido posible gracias a la eliminación de esos metales tóxicos.

Averiguar que la causa de estos problemas de salud es una intoxicación por metales pesados es bastante complicado, pues su interrelación no es tan directa como en otras afecciones, ya que los metales pesados se pueden almacenar en diversos órganos y generar trastornos en todo el cuerpo. Y desgraciadamente nuestro organismo carece de posibilidades de defensa para deshacerse por sí solo de los tóxicos acumulados.

Como indiqué anteriormente, en caso de intolerancias alimentarias debe hacerse en primer lugar una prueba de heces para establecer a continuación el correspondiente tratamiento. Si el problema no mejora, o mejora muy poco, lo más recomendable es dar otro paso más y realizar un test de metales pesados. **Con un único test se sabe con certeza** si el cuerpo está contaminado.

Existen varias formas de eliminar los metales pesados. Yo, personalmente, solo **recomiendo una toma de quelatos con ácido etilendiaminotetraacético** (EDTA, por sus siglas en inglés) y **ácido dimercaptopropanosulfónico** (DMPS, por sus siglas en inglés) en forma de infusión. Este creador de quelatos (compuestos químicos complejos que fijan los metales) actúa como una especie de imán para los metales pesados: los atrapa y después los transporta a los riñones, desde donde son eliminados a través de la orina. La eliminación no solo ocurre inmediatamente después de tomar la infusión, sino que también se hace patente en las cuatro a seis horas siguientes. La toma de quelato puede realizarse por vía oral o rectal. Sin embargo, esta última forma no siempre se tolera bien y su efectividad es bastante menor que la de una infusión.

Antes de la toma del quelato, es conveniente tomar una muestra de orina, y otra inmediatamente después. Analizar estas muestras proporciona un valor de referencia sobre la cantidad de metales pesados que elimina el organismo en circunstancias normales. Es aconsejable comprobar tantos metales pesados como sea posible. Si únicamente se analizan cinco metales y se obtienen valores poco llamativos, es posible que se descarte una intoxicación por metales pesados, mientras que si el análisis se refiere a quince metales, el resultado puede ser totalmente distinto. Lo recomendable es, en una primera evaluación, enfocarse en más de diez metales. Algunos laboratorios ofrecen incluso análisis para dieciocho de ellos.

Una importante condición previa: antes del comienzo de las pruebas se deben conocer los niveles de **cistatina-C** en los riñones. Ya que los metales pesados eliminados se acumulan en los riñones, es fundamental que estos órganos estén sanos y mantengan su capacidad excretora. Un profesional de la salud familiarizado con la eliminación de metales pesados se preocupará, sin duda alguna, de llevarlo todo a cabo de forma correcta.

Con respecto a la **quelatoterapia,** yo mismo he tenido la experiencia de comprobar las grandes diferencias existentes entre los diversos métodos, diferencias que afectan a la duración y los costes de los tratamientos. La lista de profesionales que practican la eliminación de metales pesados es cada vez más larga, por lo que te daré una serie de consejos para que te resulte más fácil elegir entre todos ellos y los tratamientos que te ofrecen.

Un aspecto notable de la quelatoterapia se basa en que el EDTA y el DMPS se administran conjuntamente. El EDTA ataca a muchos metales, excepto al mercurio[12] del que, en cambio, se encarga el DMPS. Los naturópatas, por ejemplo, emplean ácido dimercaptosuccínico

(DMSA, por sus siglas en ingés) como terapia alternativa. El DMPS y El DMSA son de efectos similares, pero el primero solo lo prescriben los médicos.

Antes de iniciar el tratamiento debes preguntar por las cantidades de EDTA y DMPS que se van a utilizar. Normalmente se prescriben 1,9 g de EDTA y de 200 a 250 mg de DMPS.[12] En una ocasión me ocurrió que un terapeuta solo usó la mitad de EDTA (0,9 g), pero la tarifa fue completa.

Como los quelatos retienen, además de los metales pesados, ciertos minerales y oligoelementos, es importante, antes de comenzar la terapia, administrar una **infusión reconstituyente** con diversas vitaminas, minerales y oligoelementos. Puede resultar decisivo para el éxito o el fracaso del tratamiento. Mientras tanto se habrá prescrito EDTA, que está saturado de minerales, ya sea como EDTA-Na_2Ca o como EDTA-Na_2Mg.

Para incrementar la cantidad de metales eliminados, algunos profesionales ofrecen la posibilidad de utilizar un equipo de corriente continua como parte del tratamiento. Yo he comparado ambos métodos, uno con aparato de corriente continua y otro sin él: casi no se puede establecer diferencia alguna entre la cantidad de metales que se eliminan. Pienso, por tanto, que la corriente continua no aporta ventajas y sí un inconveniente: su elevado coste.

Tampoco recomiendo un **análisis del cabello** o de **sangre**. Los metales no nadan en la sangre moviéndose por nuestro cuerpo. Sería demasiado tóxico y exigirían al organismo un esfuerzo enorme si se estuvieran moviendo constantemente por nuestro sistema circulatorio. Lo que hace el cuerpo es almacenarlos en el tejido conjuntivo. Un análisis del cabello estaría justificado debido a que existe la posibilidad de que los metales también se almacenen en nuestro pelo. Sin embargo, como el cabello crece constantemente y, en consecuencia, lo cortamos, ese análisis solo nos aporta información sobre los metales retenidos en las últimas semanas o meses. Además, los metales no se almacenan tan solo en el pelo. Eso quiere decir que un análisis puede ofrecer resultados negativos a pesar de que se hayan almacenado en otras regiones. La quelatoterapia, en cambio, moviliza y retiene los metales pesados de todo el cuerpo, pues los quelatos son transportados por la sangre y llegan a cualquier zona del organismo. De ese modo obtenemos un buen testimonio sobre la presencia de metales tóxicos.

En caso de intolerancias alimentarias, existen algunos buenos motivos para realizar un análisis de metales pesados:

- Las intolerancias alimentarias aparecen frecuentemente muy interrelacionadas con la intoxicación por metales pesados.
- Los metales pesados son sistémicos, es decir, actúan en todo el cuerpo y, en consecuencia, llegan a bloquear importantes procesos metabólicos.

- Nuestro organismo no puede eliminar por sí solo los metales pesados almacenados.

Tratamiento

Si se constata con la prueba de los quelatos la existencia de una grave intoxicación por metales pesados, es imprescindible recurrir al siguiente tratamiento. Lo más interesante de la quelatoterapia es la forma en que se llevan a cabo los análisis y el subsiguiente tratamiento. En los días en que haya que revisar los valores se tiene que recoger orina después de la infusión y enviarla al laboratorio. En todas las restantes sesiones de terapia el procedimiento es exactamente igual, pero no es necesario mandar orina al laboratorio. Depende de lo altos que hayan sido los valores registrados en el primer análisis para que después de la quinta sesión haya que realizar un nuevo test.

No está definido el número de sesiones necesario tras las que tomar nuevas medidas. Si los niveles de metales pesados eran elevados, se puede hacer otro análisis al cabo de siete u ocho sesiones. Este tema se debe tratar con los terapeutas y depende de los valores registrados.

ANALÍTICA de metales tóxicos después de la quelatoterapia			
Creatinina en orina 2*	0,36	g/l	> 0,10
*Aluminio en orina después de la estimulación	35,6+	μg/g creat.	< 15,0
Arsénico en orina después de la estimulación*	33,6+	μg/g creat.	< 15,0
Plomo en orina después de la estimulación	4,6	μg/g creat.	< 10,0
Cadmio en orina después de la estimulación	< 1,39	μg/g creat.	< 3,00
Oro en orina después de la estimulación*	< 0,6	μg/g creat.	< 2,0
Cobalto en orina después de la estimulación*	112,10+++	μg/g creat.	< 1,00
*Resultados comprobados por duplicado			
Cobre en orina después de la estimulación	164,8	μg/g creat.	> 30,0
Paladio en orina después de la estimulación*	< 0,6	μg/g creat.	< 2,0
Platino en orina después de la estimulación*	< 0,6	μg/g creat.	< 2,0
Mercurio en orina después de la estimulación	< 1,4	μg/g creat.	< 5,0
Plata en orina después de la estimulación*	< 1,4	μg/g creat.	< 3,0
Zinc en orina después de la estimulación	22073	μg/g creat.	> 2000
Estaño en orina después de la estimulación*	< 1,4	μg/g creat.	< 5,0

Tabla 4. Mis propios resultados del análisis de metales pesados

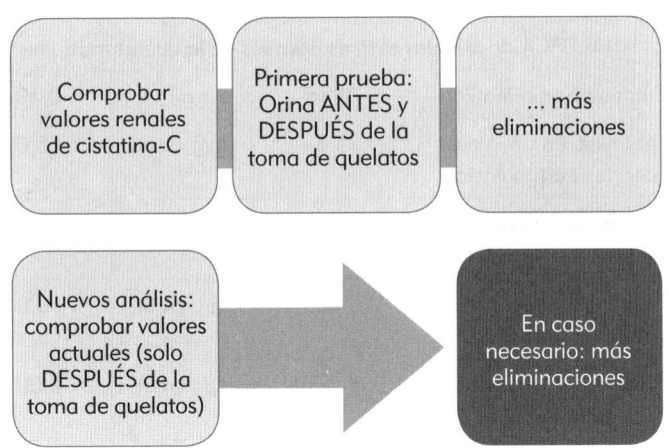

Figura 16. Proceso de eliminación de metales

Para proceder a la eliminación de metales pesados por quelatoterapia hay que observar algunos aspectos:

- El día de la sesión hay que beber mucho (al menos dos litros y medio), pues los metales pesados se eliminan por la orina.
- Se debe comprobar regularmente el pH de la orina y, en caso necesario, prescribir una infusión básica antes de la toma de quelatos.
- Como también se eliminan determinados oligoelementos, es útil ingerirlos en algún complemento alimenticio (especialmente zinc y selenio).
- No se debe practicar una eliminación de metales pesados si el paciente está resfriado o sufre debilidad, pues eso puede sobrecargar en exceso su sistema inmunitario.

Frente a unos niveles elevados de mercurio, aunque el paciente lleve **empastes dentales de amalgama** no debe cometerse el error de eliminarlos rápidamente. Existen casos documentados en los que una eliminación poco profesional de esos empastes dio lugar a problemas en todo el organismo, pues esa intervención liberó en poco tiempo una gran cantidad de mercurio en la boca. Por tanto los empastes solo debe tratarlos un especialista en odontología que, sin duda alguna, tomará unas completas medidas de seguridad, por ejemplo aportación de oxígeno vía nasal, gafas protectoras para los ojos, banda de goma para salvaguardar los dientes, aspiración de los gases del mercurio, lavados de boca, etc.

Mi consejo es que, antes de eliminar algún empaste de amalgama, consultes la variedad de medidas protectoras de que dispone el consultorio odontológico en cuestión.

Alternativamente a la supresión a base de quelatos, existe un método natural denominado **eliminación de metales pesados según el doctor Klinghardt**. En él se emplean determinados vegetales, especialmente el alga *Chlorella*, el ajo de oso (ajo silvestre) y el cilantro. Hay que ser consciente, no obstante, de que el método puede prolongarse durante bastante más tiempo que la terapia de infusión con quelatos.

Si nos decidimos por el alga *Chlorella*, hay que poner especial atención en que sea de calidad óptima. Dado que dispone de un gran potencial para atraer metales pesados, existe el peligro de que esas algas ya lleguen al usuario sobrecargadas de esos metales. Eso supone que, en lugar de eliminarlos, se aporte al organismo una nueva cantidad. En consecuencia, no hay que dudar en llevar a cabo una investigación intensiva acerca de la procedencia y calidad de las algas.

FORTALECER LA POTENCIA DIGESTIVA

Como ya se ha comentado, la intolerancia alimentaria se trata en primer lugar como un problema de digestión. Esto significa que, por la causa que sea, ya no se digieren bien los alimentos o se es sensible a su consumo. Resulta obvio que hay uno o varios órganos de la digestión que no funcionan correctamente. Los órganos principales son la boca, el estómago, la vesícula biliar, el páncreas y el intestino. El orden secuencial de la digestión resulta muy decisivo. Si un órgano situado en la parte anterior de la cadena no actúa correctamente, el último eslabón, es decir, el intestino, será el que resultará más afectado.

También puede ocurrir que, aunque sea en el intestino donde se sufran las molestias, la auténtica causa sea una **debilidad digestiva** del estómago, la vesícula o el páncreas. Por ello, por mucho que nos ocupemos del intestino, los problemas no se resolverán.

En lo referente al intestino, ya he indicado los diferentes diagnósticos y tratamientos. A continuación te hablaré de los más idóneos para reforzar los órganos digestivos superiores. Una debilidad digestiva no significa necesariamente un problema serio del estómago, la vesícula biliar o el páncreas, sino solo que tales órganos no pueden cumplir su función con la eficacia debida. El objetivo de un tratamiento debe ser que todas las glándulas de la digestión vuelvan a funcionar lo mejor posible, que los órganos les extraigan tanto ácido gástrico como puedan y que todo vuelva a funcionar correctamente (ver la tabla 5).

Tan solo se trata de observar una regla que, aunque es bien conocida por todos, se tiende a dejar en el olvido. Su enunciado asegura que, por principio, no se debe comer siempre por el mero hecho de notar una sensación de apetito. No es lo mismo hambre que apetito. La diferencia está en que el apetito significa el deseo o la necesidad psíquica de comer, mientras que el hambre es una necesidad física, una señal emitida por los órganos digestivos para anunciar que están preparados para ingerir nuevos alimentos. En las personas enfermas suele ser frecuente que falte el apetito mientras que, a la inversa, un buen apetito es la expresión de una intensa energía vital. ¡Si comes sin parar inmediatamente después de sentir apetito estarás haciendo trabajar con horario continuo a tu aparato digestivo! La repercusión de esto es especialmente crítica cuando los órganos de ese aparato ya están debilitados.

Órgano de la digestión	Medidas para fortalecer ese órgano
General para fortalecer la potencia digestiva	• Sustancias amargas • Agua caliente • Jengibre • Limón • Sal
Estómago	• Sustancias amargas • Zumo de limón • Vinagre de manzana • Cápsulas de betaína clorhídrica
Vesícula biliar	• Reducir el aporte de grasas • Reducir el estrés y los disgustos si son el desencadenante • Cápsulas de extracto de alcachofa • Infusiones de diente de león, hierbabuena o aquilea (milenrama)
Páncreas	• Renuncia al alcohol • Sustancias amargas • Enzimas pancreáticas • Sanamal 132 y Salumal 133 (firma Hofmann&Sommer)

Tabla 5. Medidas para fortalecer la potencia digestiva

Una forma óptima de reforzar el estómago, la vesícula biliar y el páncreas y estimular la secreción de jugos digestivos son las **sustancias amargas,** que se pueden tomar, por ejemplo, como infusiones, extractos de hierbas en forma de cápsulas o gotas digestivas. Lo importante es ingerir la sustancia amarga unos treinta minutos antes de la comida a fin de que pueda hacer efecto ya en la boca. El contacto inicial se produce en las papilas gustativas y una parte del efecto curativo tiene lugar gracias al sabor amargo.

En la **medicina ayurvédica** también se encuentran muchas indicaciones para fortalecer los órganos digestivos. En esta medicina, el poder digestivo ocupa un lugar primordial pues está directamente relacionado con la plena fuerza vital de un ser humano, por lo que en ayurveda se denomina fuego digestivo o *agni*. Para reforzar el *agni* hay que emplear principalmente **agua caliente, jengibre, sal y limón**. Antes de cada comida hay que rallar o picar algo de jengibre fresco y agregarle un par de gotas de zumo de limón, una pizca de sal y masticar bien la mezcla. El agua caliente se puede beber en cualquier momento para fortalecer la potencia digestiva.

Estómago

Para ayudar al estómago en su función existe una gran variedad de eficaces medios curativos. No se puede comprobar de forma inequívoca si el estómago está o no debilitado. Por eso se deben vigilar los problemas gástricos fundamentalmente con una observación de los síntomas; por ejemplo, una constante sensación de saciedad (las comidas caen como una piedra), eructos, pérdida de apetito, retortijones o dolores punzantes de tripa. Es frecuente que esos signos aparezcan después de las comidas, pues ese es el momento en que el estómago debe rendir más.

Las siguientes preguntas pueden resultar oportunas en el diagnóstico de problemas gástricos:

- ¿Aparecen los problemas después de cada comida?
- ¿Son unos alimentos determinados los que provocan la crisis?
- ¿Son más intensas las molestias en momentos de sobrecarga psíquica?

Una causa bastante frecuente de los problemas de estómago es la escasez de producción de ácido clorhídrico. Para que se produzca una digestión adecuada es indispensable la presencia de ácidos gástricos. Contra los ardores de estómago se suele recetar un bloqueador del ácido gástrico (inhibidor de la bomba de protones) a fin de reprimir su producción. El telón de fondo es la aceptación de que la acidez de estómago está condicionada por la hiperclorhidria. Sin embargo, también podría ocurrir a la inversa: la causa no está en la abundancia, sino en la falta de tales ácidos.

Cuando se dispone de poco ácido gástrico, el estómago se fatiga notablemente al descomponer los alimentos. Para esa función necesita dos cosas: tiempo y unos vigorosos movimientos de mezcla. Si el bolo alimenticio se mantiene durante mucho tiempo en el estómago, comienza a fermentar. Eso produce mucho ácido que no mejora en forma alguna el proceso digestivo (al contrario de lo que sí ocurre con el ácido gástrico). El estómago trata ahora de compensar la falta de ácido gástrico con unos intensos movimientos de mezcla. Debido a esos movimientos es posible que su contenido supere la acción de la gravedad, se desplace hacia arriba y llegue al esófago. La consecuencia es la pirosis o ardor de estómago. Por el contrario, cuando la cantidad de ácido gástrico es la adecuada, la digestión tiene lugar por medio de una descomposición química basada en dicho ácido y, en consecuencia, necesita menos movimientos de mezcla. Si hay muy poco ácido gástrico disponible y además se recurre a un inhibidor de la bomba de protones, el bolo alimenticio no será predigerido de forma adecuada. El páncreas verterá a continuación menos enzimas digestivas dado que recibirá la señal para la secreción del ácido gástrico, y el intestino resultará totalmente sobrecargado a causa del trabajo de la digestión.

Si se reprime la producción de ácido gástrico año tras año a base de bloqueadores, después el organismo ya no estará a la altura de esa sobrecarga a pesar de su ingenioso sistema de regulación. Resulta previsible, por tanto, la aparición de problemas serios, especialmente en el intestino.

Los motivos de la escasez de ácido gástrico pueden ser muy variados:

- Ingesta de medicamentos.
- Un prolongado régimen alimenticio pobre en sal.
- Alimentación vegetariana o vegana.
- Infección con la bacteria *Helicobacter pylori*.
- Estrés duradero.
- La edad (las personas mayores suelen verse afectadas por una disminución de la producción de ácido gástrico).

Otra importante función del ácido gástrico es la descomposición de **aminoácidos**. Si este paso no se lleva a cabo de la manera adecuada, se producirá una fermentación en el intestino, con la consiguiente formación de alcoholes y ácidos orgánicos. Esto puede provocar a largo plazo trastornos de la flora intestinal y enfermedades por hongos (micosis).

La falta de descomposición de proteína en aminoácidos también puede ser causa, al cabo del tiempo, de la aparición de una importante carencia de aminoácidos, y dado que participan en numerosos procesos vitales, esto no solo causa problemas locales en el aparato digestivo, sino que puede provocar efectos en otros muchos lugares del organismo. Incluso es posible que lleguen proteínas extrañas a la sangre. Allí el sistema inmunitario las identifica como intrusos, y eso puede dar como resultado otras afecciones.

Lo mismo que ocurre con las proteínas, también sucede con la vitamina B_{12} y otras vitaminas y minerales. Como la B_{12} está ligada a una molécula transportadora de proteína, solo puede descomponerse y ser de utilidad gracias al ácido gástrico y la enzima pepsina que se encuentra en el intestino. En consecuencia, una falta de ácido gástrico también inhibe, o incluso bloquea por completo, la absorción de vitaminas y minerales.

Con todo lo expuesto queda demostrado que el correcto funcionamiento del estómago es vital para todo el proceso digestivo. La carencia de ácido gástrico puede tener los siguientes efectos negativos:

- Disminución del procesamiento de las proteínas, lo que significa un mal aprovechamiento de los aminoácidos.
- Alteración de la flora intestinal, de ahí una insuficiente predigestión de los alimentos y la provocación del proceso de fermentación, con la consiguiente sobrecarga para el intestino.
- Absorción deficiente de vitaminas y minerales.
- Al no haber sido destruidos por el ácido gástrico, las bacterias perjudiciales y los parásitos pueden asaltar el organismo con gran facilidad.

En el lenguaje popular figuran desde hace siglos muchas frases hechas o proverbios que se refieren de una u otra forma al estómago: «Me ha sentado como una patada en el estómago», «Se me ha hecho un nudo en el estómago», etc. Eso explica que en los seres humanos se da una estrecha relación entre sus estados psíquico y físico. Está claro que la influencia de las emociones en los problemas gástricos no se puede medir fácilmente en números o porcentajes. Una simple pregunta basta, no obstante, para comprobar esta influencia: ¿son más agudos los problemas gástricos en momentos de tensión psíquica y mejoran durante las fases más relajadas (fines de semana, vacaciones, etc.)? Este autoanálisis se puede aplicar perfectamente a otras muchas afecciones y órganos.

Tratamiento

Una vez que, a consecuencia de distintos síntomas, se descubre que el estómago produce poco ácido gástrico, el objetivo inmediato es, por supuesto, el incremento de esa producción. Si se han usado bloqueadores, habrá que consultar con el médico para que proceda a retirarlos y tomar, en su lugar, medidas encaminadas a aumentar el ácido gástrico. Para ello resultan especialmente adecuadas las **sustancias amargas**. Tomadas como infusión unos treinta minutos antes de cada comida, pueden contribuir a estimular la digestión.

Una importante condición previa: sin sal no se puede generar ácido clorhídrico. Si se ha mantenido durante mucho tiempo una alimentación sin sal, está claro que el cuerpo no contará con suficiente «material de construcción» para producir ácido gástrico. En tal caso, lo primero que se debe hacer es aumentar el aporte de sal en las comidas. También puede beberse por las mañanas un **vaso de agua salada**; para prepararlo, diluye una cucharadita colmada de sal en unos 300 ml de agua. La concentración de sal no ha de ser muy alta; el agua solo debe adquirir un leve sabor salino. Para preparar este líquido hay que usar sal natural sin yodar, por ejemplo, sal gema, cristalina o de mar.

Otra medida útil para estimular la producción de jugo gástrico es la ingesta de **zumo de limón** o **vinagre de manzana**. La concentración de sus características ácidas hace su efecto sobre el gusto ya desde la boca. Recomiendo tomar una cucharada llena de limón o vinagre (si acaso, disuelto en un poco de agua) antes de cada comida.

La falta de ácido gástrico también puede subsanarse directamente, por ejemplo con **cápsulas de betaína clorhídrica**. Contienen ácido clorhídrico (HCl), componente del ácido gástrico. Este medio complementario también debe tomarse inmediatamente antes de las comidas para poder disponer de inmediato del HCl que contiene, al contrario de lo que sucede con las sustancias amargas, que, como he mencionado, se deben tomar treinta minutos antes de comer para que produzcan más ácido gástrico. Se trata de un proceso que precisa algo de tiempo.

Vesícula biliar

Su principal cometido es la digestión de las grasas. Los ácidos biliares se generan en el hígado, y la vesícula biliar puede almacenar de 50 a 60 ml de ellos. El mensajero químico colecistoquinina (CCK) avisa al cuerpo de que se han ingerido grasas; de esa forma se relaja el esfínter hepatopancreático y se descarga la bilis en el duodeno. Además del mensajero CCK, el sistema nervioso vegetativo también participa en la apertura y cierre del esfínter, por lo que el estrés también debe contarse como causante de los trastornos.

No en vano muchos dichos populares se refieren a la íntima relación entre las emociones y la bilis (o hiel, como es conocida vulgarmente). Cuando, por ejemplo, se dice con rabia de alguien: «Me hace tragar mucha bilis» o «Este me revuelve la bilis». En estados prolongados de enojo y tensión pueden aparecer problemas biliares incluso con su propio cuadro clínico crónico.

Dado que la vesícula es básicamente la responsable de la digestión de los lípidos, después de tomar comidas ricas en grasa su capacidad digestiva se verá alterada; esto se manifestará por una sensación de presión en la parte superior del abdomen o por unas deposiciones brillantes que flotan en la superficie del agua a causa de su contenido en grasa no digerida.

Una debilidad de la capacidad digestiva de la vesícula nunca debe confundirse con cálculos, pues mientras estos llegan a obstruir los conductos biliares, la debilidad digestiva solo conlleva una menor producción de bilis.

Tratamiento

La primera medida frente a una debilidad de la capacidad digestiva de la vesícula debe ser la **disminución del aporte de grasa**, al menos mientras se mantenga el tratamiento. De esa forma se descarga de su trabajo tanto a la vesícula como al organismo en general, pues este último debe enfrentarse continuamente a componentes alimentarios mal digeridos.

En el tratamiento no debe descuidarse la estrecha relación existente entre el estado de ánimo y la actividad biliar. Las **emociones negativas** (por ejemplo, la furia y el enojo) y el **estrés excesivo** pueden provocar efectos muy intensos. Para comprobar hasta qué punto actúan, no hay más que observar el rendimiento digestivo de la vesícula en determinadas situaciones: ¿se acentúan los síntomas cuando se sufre estrés o un disgusto? ¿Y qué sucede en momentos de sosiego?

Si resulta que el mal estado de ánimo es el responsable principal de los problemas biliares y que los trastornos dejan de aparecer en fases de tranquilidad, estaremos ante un signo indudable de que la vesícula biliar funciona bien en el plano físico, es decir, orgánico, y está en perfectas condiciones para producir jugos digestivos. En tal caso tan solo hay que seguir trabajando en el nivel psíquico.

El rendimiento digestivo de la vesícula se puede mejorar de forma muy natural y suave con diversas hierbas medicinales, como **la hoja de alcachofa, el diente de león, la hierbabuena o la aquilea (milenrama)**. Deben tomarse en infusión de quince a treinta minutos antes de la comida. La alcachofa también existe en cápsulas. Yo, personalmente, he obtenido buenos resultados con Ardeycholan (extracto seco de hojas de alcachofa).

Páncreas

El páncreas juega un papel muy importante en la digestión. Se ocupa, a través de las enzimas, de la descomposición de las proteínas, los carbohidratos y las grasas. Este órgano tiene dos tareas muy notables. Una de ellas es la función glandular endocrina, que regula el nivel de azúcar en sangre por medio de las hormonas. La otra es la función digestiva exocrina, por medio de la emisión de enzimas digestivas en el duodeno, que examinaremos en detalle a continuación.

Un débil rendimiento digestivo del páncreas no se debe confundir con una inflamación de este órgano (pancreatitis), que se suele manifestar con dolores intensos en la parte superior del abdomen que pueden irradiar hasta la espalda y no resulta extraño que aparezcan náuseas y vómitos.

Lo que sí tiene importancia en caso de intolerancias alimentarias y colon irritable es la **escasez de la producción de enzimas**, que se conoce como **insuficiencia pancreática**. Si el proceso digestivo dispone de muy pocas enzimas, el bolo alimenticio llega mal predigerido al intestino y provoca en él problemas muy notables. Además, el organismo puede sufrir un déficit de nutrientes y minerales debido a que no son suficientemente absorbidos por la ausencia de enzimas. Los síntomas más frecuentes de la insuficiencia pancreática son pérdida de peso, flatulencia, diarrea y sensación de pesadez.

Sus causas suelen ser las siguientes:

- Exceso de consumo de alcohol.
- Diabetes.
- Estrés intenso y prolongado.
- Enfermedades de los conductos biliares.
- Falta de producción de jugos gástricos.
- La edad.

Dado que el páncreas y la vesícula biliar están muy cercanos desde el punto de vista anatómico, es indudable que pueden ejercer una influencia mutua. También es posible que la causa de la insuficiencia pancreática sea una deficiente secreción de jugos gástricos. El bolo alimenticio, normalmente muy ácido, llega al duodeno y su bajo (es decir, ácido) pH estimula la secreción de enzimas por parte del páncreas. Si el bolo contiene menos ácido gástrico, en consecuencia faltará el estímulo para la activación de la secreción de enzimas.

Otra causa de un débil rendimiento digestivo del páncreas puede estar en una hiperacidificación orgánica. Para poder activarse, las enzimas pancreáticas necesitan un pH cercano a 8,5. Si el bolo llega al estómago con su pH de 1 a 2, después resulta demasiado ácido.

La secreción del páncreas contiene una gran parte de bicarbonato sódico que, combinado con el bolo alimenticio, de carácter ácido, hace que este alcance un pH de 8,5 y puedan entrar en acción las enzimas. Si se da el caso de una hiperacidificación corporal, quedará disponible bastante menos cantidad de bicarbonato sódico, por lo que las enzimas del páncreas no actuarán adecuadamente en el bolo alimenticio.

El rendimiento digestivo del páncreas puede comprobarse en la elastasa pancreática fecal. Se trata de una enzima que se genera en el páncreas y es eliminada con las heces. Su valor de referencia debe ser mayor de 200 μg, de 100 a 200 μg se habla de una insuficiencia leve y por debajo de 100 μg estaremos ante una insuficiencia importante. Recomiendo encarecidamente repetir el test en varias ocasiones, pues los niveles pueden sufrir unas fuertes oscilaciones provocadas por la comida ingerida y la prueba de heces realizada. Tres mediciones distintas permitirán hacer un diagnóstico fiable sobre el rendimiento digestivo del páncreas.

Tratamiento

No es nada sencillo elegir un tratamiento adecuado para una insuficiencia pancreática, ya que depende, sobre todo, del estado del órgano. Si se comprueba que existen unos niveles bajos de elastasa pancreática, pueden adoptarse dos enfoques: o bien la estimulación del páncreas para que produzca por sí mismo más enzimas digestivas, o bien un aporte de enzimas sintéticas. Por medio de las enzimas suministradas mejorará la digestión de los alimentos y se descargará de trabajo al páncreas; esto le permitirá regenerarse. Un importante aspecto del tratamiento se basa en la **renuncia total al alcohol** por ser absolutamente contraproducente para el proceso curativo, pues el páncreas reacciona de forma muy sensible frente al exceso de alcohol.

Existe una enorme selección de complementos que contienen **enzimas pancreáticas**. Estos preparados pueden descomponer, gracias a su efecto enzimático, tanto proteínas como carbohidratos y grasas. Para contrastar el grado de efectividad de cada uno de ellos se recurre a la unidad FIP (Fédération Internationale Pharmaceutique). Una unidad FIP corresponde a la cantidad de enzima responsable de la conversión, en un minuto y en condiciones normalizadas, de 1 micromol (μmol) de sustrato. Esta unidad se utiliza para la digestión tanto de las proteínas (proteasa) como de los hidratos de carbono (amilasa) y las grasas (lipasa).

A continuación examinaré tres productos seleccionados para establecer las diferencias entre cada uno de ellos.

El producto **Nortase**, de la firma Repha se fabrica con cultivos de hongos. Estos son poco sensibles en un medio excesivamente ácido y, en consecuencia, pueden prescribirse en dosis bajas. Cada cápsula contiene 7.000 unidades FIP de proteasa, 49 FIP de amilasa y 630 de lipasa, todas ellas de *Aspergillus oryzae*.

Pankreatin 20.000, de varios fabricantes, se obtiene a partir del páncreas del cerdo. Cada cápsula contiene 1.000 unidades FIP de proteasa, 18.000 de amilasa y 20.000 de lipasa.

El preparado enzimático **Papain & Bromelain**, de Nature Power plantea, en cambio, un enfoque distinto. Utiliza enzimas vegetales de piña y papaya (ambas frutas contienen enzimas con propiedades positivas para el páncreas humano).

Finalmente, por lo general son muy recomendables las sustancias amargas, tanto para el páncreas como para el estómago y la vesícula biliar, ya que sirven para liberar más jugos gástricos.

Está claro que existen numerosos enfoques para la terapia enzimática, pero es absolutamente imposible hacer una valoración de cada uno por separado debido a que cada persona reacciona de una forma individual ante cada remedio.

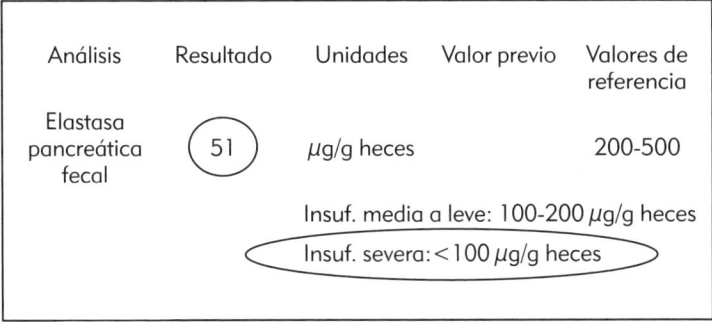

Figura 17. Mi propio nivel de elastasa pancreática antes del tratamiento

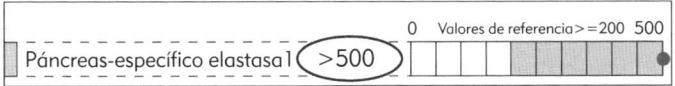

Figura 18. Mi propio nivel de elastasa pancreática después del tratamiento con Sanamal 132 y enzimas pancreáticas

AGENTES PATÓGENOS BACTERIANOS, VIRUS Y PARÁSITOS

Otra causa de intolerancia alimentaria y colon irritable puede ser la presencia de parásitos (lombrices intestinales), bacterias nocivas y enfermedades víricas. El mayor problema es que nuestro propio cuerpo es el que alimenta y da protección a estos indeseables «huéspedes» que, al disponer de alojamiento y manutención gratis, se multiplican con mayor facilidad. Por suerte, nuestro sistema inmunitario tiene algo para usar contra estos inquilinos aprovechados. Tan solo hay que esperar que las defensas inmunitarias los superen en la pelea.

Si se comprueba una invasión de parásitos, lo mejor es que sea el médico de atención primaria, o bien un gastroenterólogo, el encargado de prescribir uno, o mejor varios, análisis de heces. En cambio, los virus se localizan por medio de un análisis de sangre.

Los grandes centros médicos o los institutos de medicina tropical tienen mucha experiencia en este campo, pues es frecuente que deban tratar a turistas con ese problema. Además del diagnóstico médico, también es necesario preguntarse si la aparición de una intolerancia alimentaria puede tener alguna relación temporal con una estancia en el extranjero, aunque es posible que la infección se haya producido en la vida cotidiana. Existe gran probabilidad de infectarse en un viaje a una zona de riesgo o a países con malas condiciones higiénicas.

Si las afecciones gastrointestinales son incesantes, se deberán analizar frecuentemente los siguientes **agentes patógenos**:

- *Campylobacter* (en las heces y, como anticuerpo, en la sangre).

- Salmonelas.
- *Shigellas*.
- *Yersinias*.
- Amebas (en las heces y, como anticuerpo, en la sangre).
- Lamblias (en las heces y, como anticuerpo, en la sangre).
- Lombrices intestinales y sus huevos.
- Criptosporidios.
- Sacaromintos.

El análisis de un **trastorno vírico** debe incluir el estudio, al menos, de:

- Adenovirus.
- Astrovirus.
- Rotavirus.
- Norovirus.

Tratamiento

El correspondiente tratamiento depende de cada diagnóstico y, por tanto, siempre es individual. El médico es el encargado de prescribir el que estime más pertinente. Para enfermedades bacterianas suele ser suficiente la administración de un antibiótico. Aunque puede resultar perjudicial para la flora intestinal, su uso está justificado en este tipo de casos. Para la recuperación de la flora dañada se pueden tomar medidas adecuadas posteriormente.

ENFERMEDADES INFLAMATORIAS INTESTINALES CRÓNICAS: ENFERMEDAD DE CROHN Y COLITIS ULCEROSA

En Europa occidental son muchos miles de personas las que padecen enfermedades inflamatorias intestinales (EII) crónicas,[13] cuyas formas más frecuentes son la enfermedad de Crohn y la colitis ulcerosa. En la primera puede presentarse una inflamación en todo el tracto digestivo así como en la pared intestinal, mientras que en la segunda la inflamación se limita a la mucosa del intestino grueso.

La causa de la aparición de estas dolencias no está aclarada de una forma inequívoca, y es frecuente que sean varios los factores que entran conjuntamente en juego. La mayoría son intolerancias alimentarias, desequilibrios en la flora intestinal, virus y, muy en especial, los hábitos de vida.

Los síntomas de ambas enfermedades son muy parecidos: dolores convulsivos de estómago, diarreas (sanguinolentas), fiebre, cansancio, pérdida de peso y otros que pueden aparecer a causa de la escasa ingesta de alimentos. Es muy típico que en las dos se sufran crisis, es decir, fases de intensas molestias que se alternan con otras de mayor tranquilidad.

No resulta fácil el reconocimiento de una EII pues los síntomas son parecidos a los de otras afecciones (como las intolerancias alimentarias) y suelen diferir de un paciente a otro. El diagnóstico corresponde por completo al gastroenterólogo.

No suele bastar con un solo análisis o reconocimiento para emitir un diagnóstico definitivo, sino que es necesario recopilar varias referencias y resultados:

- Entrevista (anamnesis) sobre historial médico.
- Colonoscopia.
- Nivel de calprotectina (ver «Calprotectina», en este mismo capítulo).
- Complejo hemoglobina-haptoglobina.
- Hemograma.
- Ultrasonidos.

También presentan síntomas muy similares el colon irritable y una enfermedad inflamatoria intestinal crónica, aunque existen claros rasgos distintivos para averiguar de qué patología se trata:

- En las EII se incrementan con frecuencia los valores de laboratorio antes comentados o la colonoscopia resulta ser muy anómala. En el colon irritable los niveles y los exámenes suelen estar en regla.

- En las EII suele aparecer sangre en las heces, síntoma que no se manifiesta en el colon irritable.
- En las EII los síntomas también aparecen de noche, algo no habitual en el colon irritable.
- El síndrome del colon irritable no va acompañado de fiebre.
- En las EII puede experimentarse un agotamiento agudo a causa de la falta de nutrientes.

Los pacientes de EII crónicas se suelen plantear la siguiente pregunta general: ¿por qué se producen las inflamaciones? Una inflamación es un signo de que el sistema inmunitario está activo en esa zona y debe eliminar los agentes patógenos y las sustancias tóxicas de las células de los tejidos. Cada vez que la irritación sobrepasa la «medida normal», la consecuencia puede ser una inflamación. Esto sucede, por ejemplo, por irritaciones mecánicas (presión o lesión), alérgenos o agentes patógenos (bacterias, hongos, virus o parásitos).

En una inflamación intestinal persistente también se debe pensar en la histamina como causa (ver «Histamina», en el capítulo dos).

Tratamiento

Muchos médicos y pacientes informan de que la enfermedad de Crohn y la colitis ulcerosa no tienen curación, y que solo es posible una reducción de las molestias. El tratamiento se centra en disminuir la intensidad y frecuencia de las crisis.

Dado que ambas afecciones intestinales llevan asociadas **inflamaciones crónicas**, todas las medidas que se recomienden deben ayudar a mantener la inflamación bajo control. Ya las he comentado al referirme al síndrome del intestino permeable y entre ellas se cuentan:

- L-glutamina y otros aminoácidos.
- Bacterias *E. coli*.
- Infusiones con altas dosis (10 g o más) de vitamina C.
- Zinc.
- Bacterias intestinales beneficiosas.
- Ácidos grasos omega-3.

Dado que los **agentes patógenos** también pueden ser causa de las EII, aconsejo un análisis detallado de virus y parásitos (ver «Agentes patógenos bacterianos, virus y parásitos», en este mismo capítulo) así como de hongos intestinales (ver «¡Sal de ahí, hongo, estás rodeado! Cándida y levaduras» y «Otros hongos», en este mismo capítulo).

Otro aspecto importante en los tratamientos para pacientes afectados por EII consiste en tomar la menor cantidad posible de medicamentos, pues inhiben el sistema inmunitario (son inmunosupresores). No obstante, en crisis agudas de la EII tales inmunosupresores pueden resultar eficaces como última opción, a pesar de que debiliten la reacción defensiva de nuestro organismo. Sea como sea, resulta decisivo descubrir por qué reacciona de repente, y con tanta intensidad, el sistema inmunitario en el intestino y contra qué debe defenderse. Está claro que estas preguntas no son nada triviales, porque en caso contrario no habría tantos pacientes con la enfermedad inflamatoria intestinal.*

Ten en cuenta que cuanto mayor sea la relación entre tu estilo de vida y tu alimentación y las crisis de la enfermedad, mejor podrás ayudar a tu cuerpo a cerrar sus puertas a aquello que te perjudica.

Una consecuencia típica de las inflamaciones intestinales es la falta de absorción de los nutrientes. Eso significa sufrir una carencia alimentaria incluso a pesar de alimentarse correctamente. A largo plazo, esto provoca cansancio y agotamiento. Por este motivo a los enfermos de EII les resulta muy adecuada la ingesta de complementos alimentarios (vitaminas, oligoelementos y minerales), sobre todo cuando se presentan síntomas de falta de vitaminas y minerales, o así lo indican los análisis clínicos.

---

* Babsi Brosig *et al.* (eds.): Bauchschereiberlinge. Erzählungen aus dem Leben mit Morbus Crohn & Colitis ulcerosa. *Books on Demand*, 2, 2014. Un libro de afectados por las EII que describen sus historias cotidianas de convivencia con la enfermedad y desean informar sobre ello. (Disponible solo en alemán en el momento de publicación de este libro).

PROCEDIMIENTOS CONCRETOS

La gran cantidad de indicaciones y posibilidades descritas hasta el momento hace que, presumiblemente, muchos pacientes se planteen esta pregunta: «¿Qué es lo que, exactamente, debo hacer ahora?». Por eso, y a modo de resumen, a continuación te indico los pasos que debes seguir, de forma que puedas llevar los conocimientos teóricos a una práctica efectiva.

Las enfermedades intestinales pueden tener su origen en **muchas causas**, y cada persona reacciona a su manera ante los distintos tratamientos y medicamentos. Por desgracia, no hay una senda de curación común para todos los pacientes.

En todo caso, siempre es muy importante la **primera entrevista (anamnesis)** con el correspondiente terapeuta. En ella se plantean al afectado las preguntas adecuadas y se formulan los hallazgos iniciales relativos a cada uno en particular. A fin de incluirlos en el concepto terapéutico, también deben formar parte del historial médico los hábitos de vida.

Un diagnóstico correcto y detallado para el colon irritable y las intolerancias alimentarias debe comenzar siempre por un **análisis de heces**. La gran cantidad y variedad de valores suministrados por el laboratorio tomará en cuenta la individualidad de cada paciente y cada afección intestinal y destacará de forma claramente perceptible el estado general del intestino.

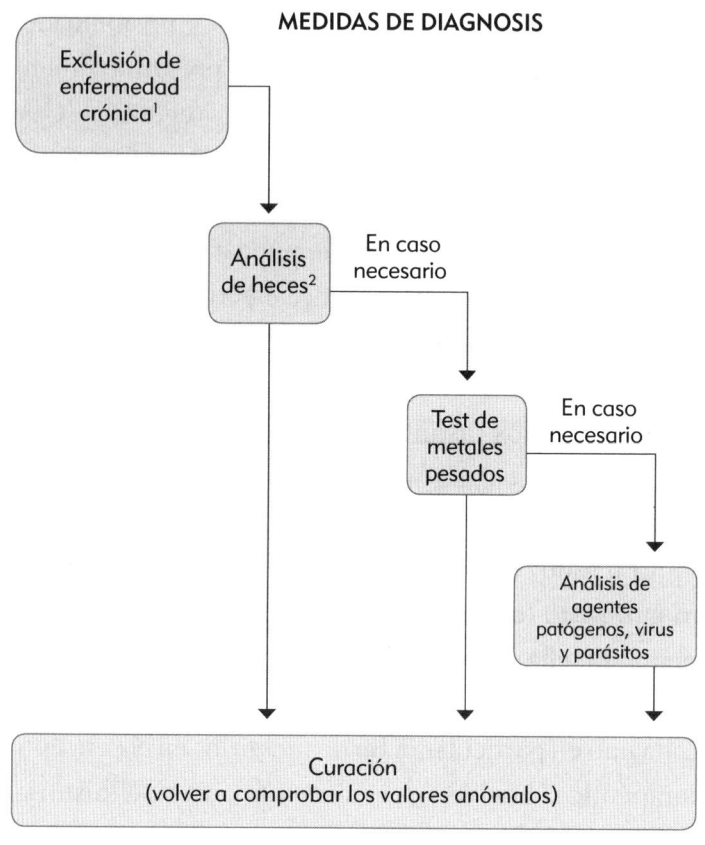

1. Esto depende de la gravedad de los síntomas (por ejemplo, dolores agudos o varios episodios diarios de diarrea).
2. El análisis de heces debe contener, al menos, los siguientes parámetros: pH, bacterias intestinales aerobias y anaerobias, alfa 1-antitripsina, inmunoglobulina A secretora (SIgA), zonulina, calprotectina, cándida y otros hongos y elastasa pancreática.

Figura 19. Un concepto de diagnosis multinivel en caso de colon irritable e intolerancias alimentarias a fin de reconocer las causas de la enfermedad

En la figura 19 se representa un concepto diagnóstico multinivel que solo debe servir como ayuda orientativa. La condición previa para la elaboración del diagnóstico pasa, naturalmente, por encontrar el profesional más adecuado y que, además, nos merezca confianza.

Las pruebas diagnósticas no han de tomarse como prescripción sino únicamente como recomendación. La forma de proceder depende del historial clínico de cada paciente. En este caso es cierto eso de que son muchos los caminos que llevan a Roma.

En paralelo a las pruebas diagnósticas, también hay que investigar en detalle las intolerancias alimentarias existentes (figura 21). Se trata de contribuir a la desaparición de los síntomas agudos. Si se consumen alimentos que nos provocan intolerancia (debido, por ejemplo, a que no conocemos tal intolerancia), nuestro intestino sufrirá irritación y es probable que ponga en marcha otros mecanismos de defensa que, a su vez, empeoren la enfermedad de base o desencadenen nuevos síntomas. Una diagnosis correcta de las intolerancias alimentarias es una pieza fundamental del tratamiento.

Deducción fiscal de los costes
Justificar adecuadamente la necesidad de la terapia

ALIMENTOS NO TOLERADOS / ALIMENTACIÓN

Diagnosis de los alimentos no tolerados
Este paso es importante, pues en caso contrario el intestino volverá a resultar irritado y el organismo no tendrá ninguna oportunidad de regeneración («Alergia o intolerancia: test de reacciones alimentarias adversas», en el capítulo dos)

Adaptar los hábitos alimentarios y fortalecer la potencia digestiva
Evitar temporalmente los alimentos no tolerados («Consejos de alimentación», en el capítulo dos) y fortalecer la potencia digestiva («Fortalecer la potencia digestiva», en el capítulo tres)

Acudir a un nutricionista
Puede ser un buen respaldo para la readaptación alimentaria

Figura 20. Medidas de apoyo en el concepto terapéutico de las intolerancias

4

MEDICINA DE URGENCIA

Para poder reaccionar rápidamente ante un caso agudo provocado por problemas digestivos y que no te sientas desvalido y a merced de los trastornos, a continuación describiré algunas medidas de urgencia.

Los síntomas más frecuentes, es decir, diarrea, estreñimiento, fuertes ruidos intestinales y flatulencias, pueden resultar muy agobiantes tanto desde el punto de vista físico como el mental y llegar a restringir seriamente parte de tu actividad cotidiana. Estos síntomas no deben dejarse de lado por considerarlos fortuitos, inevitables o incluso normales. En principio son una reacción del organismo ante un determinado suceso o circunstancia. Está claro que el cuerpo no es capaz de transmitirnos sus problemas o inquietudes en nuestro idioma humano. Los síntomas son su lenguaje, y no siempre es fácil interpretarlo correctamente. Cuanto mejor aprendas a entenderlo, más rápido y efectivo será el apoyo que le otorgues hacia la senda de la curación.

DIARREA

En la diarrea se debe distinguir, en principio, entre dos desencadenantes: o bien se trata de agentes patógenos (bacterias o virus) o bien estamos ante una reacción general defensiva planteada por nuestro organismo.

Si el responsable es **un agente patógeno o una infección gastrointestinal**, la tarea más urgente es la de localizar de la forma más rápida posible el factor desencadenante. En los viajes la causa principal suele ser que nuestro organismo no está familiarizado con el mundo de las bacterias del país en el que nos encontremos.

Cuanto peor sea el estándar higiénico en un país, mayor será la posibilidad de padecer diarreas. Eso no significa que en nuestro entorno geográfico sean muy raras las infecciones gastrointestinales.

En cualquier caso, lo que cuenta por encima de todo es localizar y eliminar la causa de la infección. Si, por ejemplo, el problema ha surgido después de acudir a un restaurante, está claro que se trata de una causa única y excepcional, pero si bebes a diario agua contaminada (porque no sabes nada de esa contaminación), eso significa que día a día le estás administrando a tu organismo más y más agentes patógenos, y la diarrea se seguirá manteniendo.

CUADRO CLÍNICO	MEDIDAS ADECUADAS
DIARREA	Generales • Equilibrar la pérdida de agua y electrolitos • Dieta • Evitar alimentos y bebidas irritantes Producida por agentes patógenos (bacterias, virus) • Eliminar la fuente de la infección • Carbón activo • Vainas de ispágula (*Plantago ovata*) • Tierra medicinal • Bacterias intestinales, *E. coli* o levaduras NO provocada por patógenos • Encontrar la causa (estrés, intolerancia alimentaria...) • Infusiones de hierbas aromáticas (zarzamora, frambuesa, hierba de San Juan) • Myrrhinil-Intest
ESTREÑIMIENTO	• Encontrar la causa (tensiones psíquicas, medicamentos...) • Mucho ejercicio • Aumentar la toma de líquidos (beber diariamente más de 1,5 litros de agua) • Fibra

CUADRO CLÍNICO	MEDIDAS ADECUADAS
RUIDOS INTESTINALES Y ESTOMACALES	• Si la causa es aire → ver Flatulencia • Magnesio (combinado con preparados multivitamínicos) • Evitar comidas picantes y especias demasiado ardientes • ¿Infección por hongos cándida?
FLATULENCIA	Condicionada por los alimentos • ¿Son responsables los alimentos que provocan gases? • Revisar los hábitos alimentarios • Sustitutos del azúcar (sorbitol, maltitol, xilitol, frecuentes en productos *light*) Causas orgánicas • Flora intestinal • Páncreas • Alimentos no tolerados Medidas • Infusiones de hinojo, anís y comino • Masticar semillas de hinojo • Jengibre • Alcaravea, comino • Perejil • Mucho ejercicio (paseos después de comer)

Tabla 7. Medidas que se deben tomar en caso de diarrea, estreñimiento, ruidos intestinales y flatulencia

Para ayudar a nuestro cuerpo lo antes posible frente a las bacterias que lo hacen enfermar, existen muchos y muy buenos medios para combatir a esos agentes patógenos y sustancias tóxicas. Entre ellos se puede contar con los siguientes:

- Tabletas de carbón activo.
- Vainas de ispágula (*Plantago ovata*).
- Tierra medicinal.

Otra medida eficaz contra la diarrea es el **aporte de bacterias intestinales y cultivos de levadura**. Se trata, en general (ver «Miles de millones de amiguitos: las bacterias intestinales», en el capítulo tres), de bacterias *E. coli* (por ejemplo, Mutaglor o Prosymbioflor), además de levaduras (por ejemplo, Perenterol), que frenan la causa de la enfermedad y calman el tracto intestinal en su totalidad.

Aunque, ante una infección, el objetivo primordial es eliminar las bacterias o virus, hay que tener especial precaución con el uso de inhibidores peristálticos (por ejemplo Loperamide), que reducen intensamente las evacuaciones, porque eso lleva consigo que los agentes patógenos se mantengan en nuestro organismo. De ese modo, el intestino no puede actuar contra el intruso y no recupera la normalidad.

Si la diarrea no está provocada por infección, sino que se trata de una **reacción corporal de defensa**, no hay que poner el foco de atención en la eliminación de esas inexistentes bacterias, sino en recuperar la normalidad del intestino.

Los motivos por los que reaccionamos ante determinados influjos o circunstancias pueden ser muy variados. Entre otros muchos, señalaré:

- Intolerancia alimentaria.
- Estrés psíquico.
- Pérdida de equilibrio de la flora intestinal.
- Sobrecarga de metales pesados.
- Inflamación de la mucosa intestinal.
- Efectos secundarios de medicamentos.

Si se presenta la diarrea una y otra vez, a pesar de no existir ningún agente patógeno al que hacer responsable, es señal de que hay otras causas que se deben tratar a largo plazo. En especial es la intolerancia a algún alimento lo que puede irritar repetidamente al intestino y provocarnos la diarrea. Pero también son causas frecuentes tanto el estrés intenso como las cargas psíquicas. Si se nota una mejoría durante fases de sosiego o en unas vacaciones, podríamos estar ante el primer aviso de que el desencadenante es el estrés.

Para tomar medidas rápidas contra la diarrea, se puede recurrir a las **infusiones de hierbas** (hojas de zarzamora y frambuesa, hierba de San Juan, consuelda) o a algún preparado antiinflamatorio o antiinfeccioso intestinal. Todos son astringentes y con ellos se reducen las evacuaciones intestinales. Para tranquilizar un intestino alborotado, se puede tomar, además, una infusión de manzanilla.

Junto a las medidas mencionadas, que actúan fundamentalmente en el intestino, está claro que, sobre todo, debemos equilibrar el agua y los electrolitos, ya

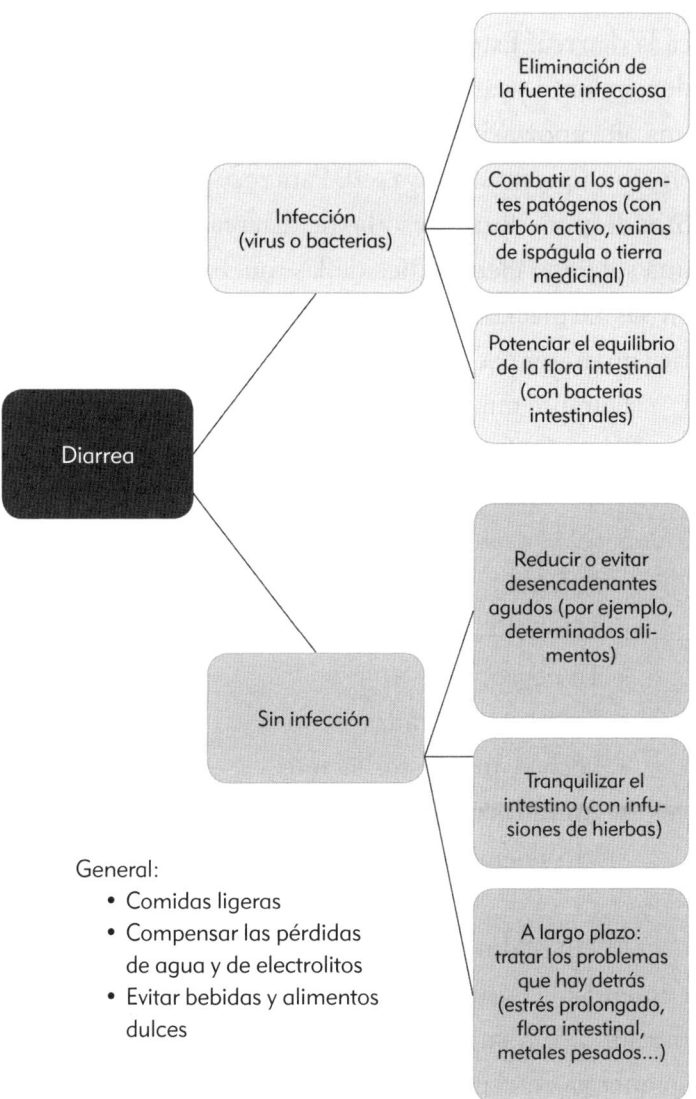

Figura 21. Tratamiento de enfermedades diarreicas

que se pierden en grandes cantidades cuando nos ataca la diarrea. Esto se suele traducir frecuentemente en decaimiento y cansancio. En consecuencia, es necesaria una alta aportación de líquidos (más de dos litros diarios) aunque no se tenga sed. Para recuperar los electrolitos después de un episodio de diarrea, lo mejor es usar una solución electrolítica de las muchas que se venden en las farmacias, además de tomar una alimentación rica en minerales así como bebidas y alimentos salinos.

Durante una diarrea hay que prescindir, sin dudarlo, de los siguientes alimentos y bebidas, pues pueden irritar aún más nuestro quebrantado intestino:

- Cafeína.
- Alcohol.
- Té negro.
- Bebidas azucaradas.
- Leche y productos lácteos.
- Comidas muy especiadas.
- En general, alimentos no tolerados.

Además, durante y después de la diarrea lo más recomendable es seguir una dieta blanda. De esa forma el intestino se recuperará de la fatiga y podrá aprovechar su energía en el proceso de curación. Recomiendo:

- Manzana (biológica) rallada con su piel.
- Plátano machacado.

- Bizcochos secos.
- Verduras cocidas o en puré.
- Sopa de verduras.

ESTREÑIMIENTO

El estreñimiento es, en principio, una reacción opuesta a la diarrea. Mientras que en esta el cuerpo actúa como si quisiera «desembarazarse» de algo, en aquel parece desear «retenerlo». En el estreñimiento también intervienen causas tanto físicas como psíquicas.

En el plano físico suele ser signo de una **motilidad intestinal lenta**. Esta puede estar relacionada con la inactividad, por lo que a las personas que lo padecen les recomiendo la **práctica diaria de ejercicio**.

Para el estreñimiento también es decisivo un **aporte suficiente de líquidos**. Si el organismo tiene la sensación de que dispone de poco líquido, lo busca en el intestino, donde lo extrae del bolo alimenticio, que acaba por endurecerse. ¡Dado que el ser humano está integrado en más de un 70 % por agua, eso significa que un aporte suficiente de agua no solo tiene un magnífico efecto sobre el organismo sino que es algo esencial para la vida! Si el cuerpo obtiene la señal de que está abastecido con agua suficiente (un litro y medio diario o más, según cada caso), no será tan apremiante la necesidad de obtener líquido del bolo alimenticio y el tránsito intestinal no se retrasará tanto.

También es imprescindible el consumo de **fibra** en forma de productos integrales, fruta y verduras (si son digeribles) y mediante la complementación con determinados productos ricos en ella, como **semillas de lino, ispágula (*Plantago ovata*)** o **salvado**. La fibra se hincha en el intestino e incrementa el volumen de las deposiciones. Estas, a su vez, ejercen presión en la pared intestinal y eso sirve al cuerpo como señal de la necesidad de evacuar. No obstante, si esos productos se consumen con poco (o ningún) líquido, el estreñimiento puede llegar a acentuarse.

También se debe contar con unos **hábitos de vida bien programados**; se hace necesario regular la hora de visita al baño cuando existen trastornos digestivos en los que el estreñimiento juega un papel importante. Eso le proporciona al cuerpo la posibilidad de adaptarse a un proceso biológico consciente.

Nunca hay que olvidar que los medicamentos también pueden ser responsables del estreñimiento. Observa si lo sufres después de tomar determinado fármaco. Asimismo, el sistema hormonal de las mujeres puede ejercer una influencia decisiva en la aparición del estreñimiento.

Con respecto a las causas psíquicas, aunque son más difíciles de percibir que las físicas, también juegan un papel nada desdeñable en el estreñimiento. Sabemos que en el intestino existe una gigantesca red nerviosa que controla principalmente la motilidad intestinal transmitiendo a los músculos las señales adecuadas. La actuación de esos nervios no es independiente del entorno sino que está íntimamente interconectada con nuestro cerebro. Existen, en consecuencia, influencias psíquicas externas que repercuten de forma automática, sin importar que queramos o no, en el movimiento intestinal.

Por principio, esta reacción orgánica es muy útil y provechosa, pues a lo largo de muchos milenios de evolución de la humanidad el cuerpo ha aprendido a adaptar su comportamiento de acuerdo con las circunstancias. Y una situación de estrés (por ejemplo, la huida ante una fiera) postergaba la digestión debido a que toda la energía enfocada en ese proceso le resultaba necesaria al ser humano para escapar o defenderse. Una estrategia muy eficaz de supervivencia.

Cuando, hoy en día, se nos presentan situaciones de estrés, nuestro cuerpo entra en ese modo lucha o huida y se inhibe la capacidad digestiva. No se puede reprochar a nuestro organismo que ante una situación tensa reaccione con estreñimiento: se trataba (y se trata) de una reacción de primera necesidad.

A la hora de analizar el nivel de estrés resulta decisivo el conocimiento del desarrollo de los procesos orgánicos en aquellas situaciones que lo causan. Lo importante es saber cómo cada uno percibe la situación: lo que para una persona puede ser muy estresante tal vez no lo sea tanto para otra. Por ello, cada cual debe adaptarse lo mejor que pueda tanto en el ámbito personal como en el profesional.

El problema del tratamiento del estreñimiento es que hay que utilizar **laxantes** a largo plazo, y eso hace que el cuerpo olvide la sensación de una evacuación natural e independiente y lo supedite a seguir tomando medicamentos, y debido a que persisten las causas primarias (falta de líquidos, estrés, ingesta de fármacos, etc.), habrá que aumentar paulatinamente la dosis, lo que nos alejará cada vez más de nuestro estado natural. Al cabo de meses (o años) de uso de laxantes, resulta muy difícil que el cuerpo regrese a la funcionalidad que le es propia. Se hace, pues, necesario que estos medicamentos se usen tan excepcionalmente como sea posible.

Como ocurre en todas las afecciones corporales, para el estreñimiento tampoco existen las panaceas. Cada uno debe probar por sí mismo las muchas medidas existentes y elegir la que le resulte más efectiva, teniendo en cuenta que una determinada terapia que ha supuesto un rotundo éxito para cierta persona para otros afectados puede desembocar en un fracaso total.

RUIDOS INTESTINALES Y ESTOMACALES

Aun cuando unos aparatosos ruidos intestinales y estomacales no resulten nada dramático, esos síntomas pueden acarrear, a la larga, una intensa sobrecarga psíquica. En los sonidos abdominales hay que distinguir entre **ruidos intestinales y estomacales**, que no siempre se pueden clasificar de forma inequívoca debido a que suelen ir acompañados de otros síntomas y sensaciones y a la proximidad del estómago y el intestino.

Los sonidos estomacales pueden estar relacionados, por ejemplo, con el hambre, con una intensa sensación de pesadez o con eructos. Por el contrario, los ruidos intestinales entran en escena desde algo más profundo que la cavidad abdominal.

En caso de tener que tratar ambos síntomas, hay que considerar dos causas frecuentes: una **intensa acumulación de aire** (que se manifiesta unas horas después de comer en forma de flatulencias) o una **motilidad intestinal con alto nivel de ruido**. Si la causa está en un exceso de aire, se pueden aplicar en primer lugar y a corto plazo todas las medidas enunciadas en «Flatulencias», en este mismo capítulo.

Es conveniente saber que, por regla general, cuando los problemas aparecen unas horas después de comer, se trata de un trastorno intestinal, mientras que si se presentan enseguida, estamos ante un trastorno estomacal. Los alimentos ingeridos permanecen un tiempo en el estómago, y necesitan, unos más que otros, varias horas para llegar al intestino. Para las bebidas y los alimentos líquidos, por el contrario, la permanencia en el estómago es sensiblemente más corta.

Deberíamos reflexionar sobre el motivo por el que aparece un exceso de flatulencias a largo plazo. Hay que prestar especial atención tanto al páncreas como a la flora intestinal. La causa puede ser, además, una intolerancia alimentaria.

Otro motivo para los ruidos intestinales puede estar en la misma motilidad del intestino, pues en él el bolo alimenticio se mueve constantemente hacia delante gracias a unas continuas contracciones musculares. Para que el cuerpo pueda realizar todos los movimientos musculares sin esfuerzo, es muy importante el **magnesio**. Sirve como relajante muscular y, al mismo tiempo, participa en el fortalecimiento de los músculos. En las personas que padecen frecuentes calambres, así como en los deportistas, el magnesio es de una relevancia fundamental. Los músculos abdominales no pueden funcionar óptimamente sin la presencia de este mineral. Por lo tanto, muchos de los afectados por estos síntomas suelen tener resultados excelentes tras la ingesta de magnesio combinada con algún preparado multivitamínico.

EDAD	HOMBRE	MUJER
15-18 años	400 mg	350 mg
19-24 años	400 mg	310 mg
A partir de 25 años	350 mg	300 mg

Tabla 8. Recomendaciones de aporte diario de magnesio según la Deutsche Gesellschaft für Ernährung (Organización Alemana para la Nutrición.[14]

En caso de tomar suplementos de magnesio, lo más recomendable es poner mucha atención a la composición química: existen, entre otros, quelatos, citratos y carbonatos de magnesio. Consulta previamente en la etiqueta de cada preparado la forma de magnesio que se ha utilizado. Yo, en particular, desaconsejo, y no solo para el magnesio, los compuestos de carbonatos. Se combinan con gran cantidad de ácido gástrico y contribuyen, por tanto, a la debilidad de este importante órgano digestivo, y eso tiene efectos sobre el intestino.

Los citratos y los quelatos son combinaciones considerablemente mejores para el intestino. La ventaja de los quelatos se basa en su gran disponibilidad biológica. La ingestión de una tableta con 100 mg de magnesio no significa que todo ese magnesio sea absorbido por el organismo, sino solo cierta parte. La cantidad que puede asimilar el cuerpo va en función de la composición química del magnesio. Personalmente yo he conseguido buenos resultados con el preparado de magnesio de la firma Biofit (quelato con escaso contenido de otros componentes).

Otra causa de los ruidos intestinales puede ser una **infección por hongos cándida**. En tal caso se hace necesaria una terapia que corte el mal de raíz (ver «¡Sal de ahí, hongo, estás rodeado! Cándida y levaduras», en el capítulo tres).

Con un intestino irritado o inflamado es frecuente padecer problemas cuando se toman **comidas y especias**

demasiado picantes. El intestino enfermo se altera lo mismo que le ocurre a una herida en la piel causada por una dolorosa quemadura. La consecuencia pueden ser los ruidos intestinales.

FLATULENCIAS

Incluso en casos de total normalidad, la digestión cotidiana sufre en el intestino un proceso de fermentación con la correspondiente aparición de gases. Las flatulencias son algo totalmente natural y que no hay que interpretar siempre como una enfermedad. El problema llega cuando son demasiado frecuentes. La regla básica dice que puede considerarse normal un total de veinte al día (aproximadamente una cada hora). Si su número es claramente superior durante un período prolongado y hay que soportarlas con otras molestias o dolores, es señal de que ha llegado la hora de tomar medidas.

Cabe distinguir entre las flatulencias **condicionadas por la alimentación y las de causas orgánicas**. En las del primer tipo influyen tanto todo tipo de comidas o bebidas como los hábitos de comportamiento. Es bien sabido que algunos alimentos producen una gran cantidad de gases en el intestino. Entre ellos se encuentran:

- Algunas clases de hortalizas (cebollas, puerros, col, etc.).

- Setas.
- Huevos.
- Legumbres secas (alubias, lentejas, etc.).
- Pan recién horneado.

La causa principal del exceso de producción de gases intestinales está en que determinados elementos tienen un **alto contenido en fibra indigerible**. Quien esté predispuesto a sufrir un incremento de flatulencias debería renunciar a ellos, pues contribuyen a recargar tanto el intestino como al resto del organismo.

No obstante, existen fibras consideradas generalmente saludables y que se recomiendan para disfrutar de una alimentación equilibrada, excepto si el sistema digestivo está debilitado y se sufren molestias y dolores; en este caso los perjuicios provocados por la fibra son más intensos que el beneficio general que aporta.

Otra causa de flatulencias debidas a la alimentación pueden ser los sustitutos del azúcar (por ejemplo, sorbitol, maltitol o xilitol), que están contenidos, entre otros, en refrescos, chicles o golosinas sin azúcar, así como en la mayoría de los productos *light* declarados bajos en calorías.

También pueden aparecer flatulencias ante **determinados hábitos alimentarios**:

- Cenas tardías.
- Comer muy deprisa.

- Masticar poco.
- Comidas muy copiosas.
- Gran variedad de alimentos en una misma comida.
- Comer y beber a la vez.
- Bebidas carbónicas.

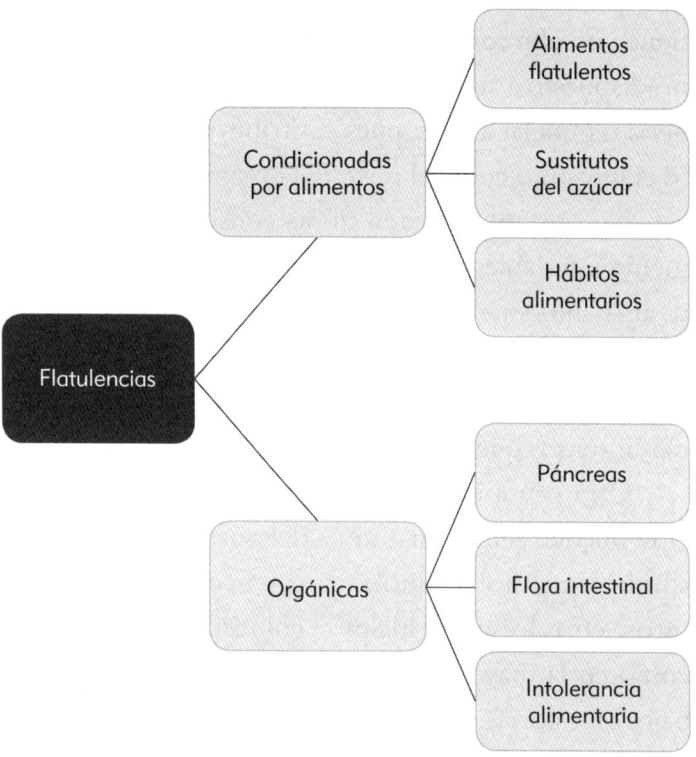

Figura 23. Causas de las flatulencias

Si se descartan los alimentos como causa de las flatulencias, deberemos centrarnos en las causas orgánicas.

La senda de la curación debe pasar primero por un reconocimiento detallado del **páncreas** (ver «Páncreas», en el capítulo tres) y la **flora intestinal** (ver «Miles de millones de amiguitos: las bacterias intestinales», en el capítulo tres). Es frecuente que una **intolerancia alimentaria** provoque igualmente una intensa formación de gases intestinales (ver «Alergia o intolerancia: test de reacciones alimentarias adversas», en el capítulo dos). Una vez conocida la causa, la aplicación de las medidas adecuadas suele ser muy eficaz a largo plazo.

También se puede actuar a corto plazo contra las flatulencias; existen remedios naturales que las eliminan. Los que se enuncian a continuación pueden ofrecerte buenos resultados:

- Infusiones de hinojo, anís y comino.
- Masticar semillas de hinojo.
- Jengibre (fresco o en infusión).
- Comino y alcaravea.
- Perejil.

En algunas etnias, las comidas que provocan flatulencia (alubias, lentejas...) ya llevan incorporadas durante su preparación ciertas especias carminativas como la alcaravea o el hinojo. Haz la prueba y añádelas en tu próxima preparación de este tipo de comidas.

Como complemento a estos remedios, el **ejercicio**, por ejemplo un **paseo después de comer,** da muy buenos resultados.

Es menos conocido el hecho de que una fuerte acumulación de gases en el estómago y el intestino puede ocasionar incluso trastornos cardiacos. Es lo que se denomina **síndrome de Roemheld**. Los gases de la zona gastrointestinal ejercen una fuerte presión sobre el diafragma que se traduce en forma de dolor en la caja torácica y el corazón. Todas las medidas señaladas para la flatulencia pueden también resultar útiles en este caso.

Las flatulencias continuadas limitan enormemente la calidad de vida, pero no hay que olvidar que son un intento del organismo para comunicarnos, en su propio idioma, que algo no marcha bien y debemos corregirlo.

COMENTARIO FINAL

El número de personas afectadas por el síndrome del colon irritable y las intolerancias alimentarias ha crecido extraordinariamente en los últimos años. Es más que suficiente con echar un vistazo a los lineales del supermercado: la oferta de productos carentes de gluten y lactosa es enormemente variada y en el resto de los artículos encontramos alérgenos e ingredientes susceptibles de provocar intolerancia.

La amplia difusión de estas afecciones permite que los afectados intercambien experiencias. Tenemos, sobre todo en Internet, la posibilidad de hacer una búsqueda intensiva de todo tipo de medicamentos y métodos curativos. De esa forma se puede regresar a la senda de la curación, a pesar de que el médico nos haya dicho que no hay nada que hacer.

Espero que este libro contribuya a que entiendas mejor el síndrome del colon irritable y las intolerancias alimentarias y, de esa forma, te motive a ser el responsable de tu propia curación.

Además, confío en que esta guía te proporcione esperanza, pues existen unas increíbles posibilidades de que muchos afectados superen su enfermedad. El hecho de que la terapia sufra algún que otro revés cuando un determinado enfoque curativo no muestra el efecto deseado no debe desalentarte, ya que existe una gran diversidad de tratamientos.

Encontrar y tratar la causa de la afección: ¡ese es el núcleo de cualquier terapia! Una vez eliminada la causa, los síntomas desaparecerán por sí mismos.

AGRADECIMIENTOS

Quisiera expresar mi más cordial agradecimiento a Christoph Hasse, mi naturópata. Me ha impresionado siempre su forma infatigable de trabajar, cómo se sacrifica y se preocupa por sus pacientes y cómo presenta los síntomas más complicados de una forma muy original. Le estoy agradecido especialmente por haber podido beneficiarme del tesoro de su experiencia.

También quiero extender ese agradecimiento a mis padres, que me apoyaron constantemente y me otorgaron una libertad total para mi desarrollo personal.

Vaya mi especial reconocimiento a Madeleine Polster y Sebastian Unglaube por el respaldo que me ofrecieron en la preparación de esta obra.

Además, debo agradecer a los muy activos afectados cuyas constantes entradas en los foros de Internet, con sus consejos y experiencias, ayudan a otros y los alientan. Quisiera destacar en especial al foro Libase, del que yo mismo recibí una serie de ideas y enfoques de gran utilidad.

NOTAS

1. **Blumenschein, B.; Smollich, M. (2015):** Krankheit oder Mode? Nahrungsmittelunverträglichkeiten: Ist das wirklich schlecht für mich? Hg. v. Deutsche Apothekerzeitung (20). www.deutsche-apotheker-zeitung.de/daz-az/2015/daz-20-2015/krankheitoder-mode
2. **Bundesamt für Ernährung und Landwirtschaft (2016):** Milchleistung je Kuh in Deutschland in den Jahren 1900 bis 2015. www.de.statista.com/statistik/daten/studie/153061/umfrage/durchschnittlicher-milchertrag-je-kuh-in-deutschland-seit-2000
3. **Hoffmann, G. F.; Lentze, M. J.; Spranger, J.; Zepp, F. (2014):** Pädiatrie. Grundlagen und Praxis. Berlin: Springer.
4. **Born, P. (2007):** Carbohydrate malabsorption in patients with non-specific abdominal complaints. En: World Journal of Gastroenterology 13 (43): 5687-5691. Published online Nov 21, 2007.
5. **Laass, M. W.; Schmitz, R.; Uhlig, H. H.; Zimmer, K.-P.; Thamm, M.; Koletzko, S. (2015):** Zöliakieprävalenz bei Kindern und Jugendlichen in Deutschland. En: Deutsches Ärzteblatt International 112 (33-34), pp. 553-560.
6. **Mittmann, U. (2001):** Bioverfügbarkeit von Zinkpräparaten. In: Deutsche Apothekerzeitung (50), p. 46. www.

deutsche-apotheker-zeitung.de/daz-az/2001/daz-50-2001/uid-5197.
7. **Juvalis.de: Der richtige pH-Wert im Darm.** www.juvalis.de/apotheke/der-richtige-ph-wert-im-darm-geben-sie-ihrer-verdauung-ruhig-mal-saures.
8. **Bayer, W.; Schmid, K. (2013):** Gesunder Darm, kranker Darm. Diagnostischer Leitfaden für Darm-assoziierte Erkrankungen. Leinfelden-Echterdingen. Schweigler-Reizdarm-Kern.indd 162 18.08.17 09: 50 163 www.labor-bayer.de/laborinformationen_publikationen/stuhldiagnostik/DrBayer-Gesunder-Darm-kranker-Darm.pdf.
9. **Biovis (2011):** Leaky gut. Die erhöhte Durchlässigkeit des Darms – Ursachen und Folgen. Limburg. www.biovis.de/resources/Downloads_Aerzte/Aerzte_Fachinfo_DL/Biovis_ Leaky_gut_221112.pdf.
10. **Bundesinstitut für Risikobewertung (2002):** Toxikologische und ernährungsphysiologische Aspekte der Verwendung von Mineralstoffen und Vitaminen in Lebensmitteln. Berlín. www.bfr.bund.de/cm/343/verwendung_von_mineralstoffen_und_vitaminen_ in_lebensmitteln.pdf.
11. **Weiss, T.:** Diagnostik von Pilzen im Verdauungstrakt. Mannheim. www.weiss.de/krankheiten/pilzerkrankungen/diagnose/magen-darm-pilze.
12. **Mutter, J.; Haley, B.; Runte, H. (2012):** Gesund statt chronisch krank! Der ganzheitliche Weg: Vorbeugung und Heilung sind möglich. 2.ª edición. Weil der Stadt: Fit fürs Leben Verlag.
13. **CED-Hilfe e.V.:** Was sind Morbus Crohn und Colitis ulcerosa? www.ced-hilfe.de/index.php/was-sind-morbus-crohn-und-colitis-ulcerosa. html.
14. **Deutsche Gesellschaft für Ernährung e.V.:** Referenzwerte für Magnesium. www.dge.de/wissenschaft/referenzwerte/magnesium.

SOBRE EL AUTOR

Dirk Schweigler nació en Freiberg (Sajonia, Alemania). Durante sus estudios de Economía del Transporte en la Universidad Técnica de Dresde ya hizo gala de su pasión por escribir. Su tesina de diplomatura de fue nominada para el premio Friedrich-List que otorga la universidad y sus resultados fueron presentados por su autor en varias conferencias internacionales. A lo largo de sus estudios vivió varios meses en Japón y México, además de año y medio en Estados Unidos. Al acabar su preparación pasó un año en la India para aprender los antiguos textos del hinduismo. Durante su actividad posterior, dedicada a la investigación del cáncer en el hospital universitario de Dresde, participó en varias publicaciones científicas.

Como antiguo paciente de colon irritable, conoce de primera mano la problemática correspondiente. En su búsqueda, que se prolongó durante más de tres años, de una solución, probó innumerables terapias, investigó de forma intensiva y se puso en contacto con otros afectados. En la presente obra ha reunido sus resultados y experiencias buscando ayudar y animar a los demás.

Puedes contactar con él en:

reizdarm-heilen@gmx.de